KB075263

현재 우리 사회는 위험과 안전에 대한 불안감이 지속적으로 증가하고 있는 상태이며, 이러한 위험과 안전으로부터 국민의 생명과 재산을 보호하는 것은 경찰의 가장 중요한 업무이다. 경찰관들은 업무를 수행하다 보면 각종 사고 현장에 지속적으로 노출되는데, 이것은 위험 대처에 전문적인 경찰관들에게도 신체적·정신적으로 외상을 입히게 된다. 현재 경찰청은 '경찰트라우마센터' 등을 운영하면서 경찰관들의 신체적·정신적 외상을 치료하기 위해 많은 노력을 기울이고 있다. 이러한 때에 25년간 경찰 생활을 하면서 자신의 경험을 바탕으로 경찰관의 정신건강증진 프로그램 등을 개발하고 운영한 노하우를 담은 저서가 번역·출간된 것은 우리 경찰에게 시사하는 바가 매우 크다. 특히 트라우마는 센터뿐만 아니라 같은 부서의 상사, 동료들로부터 도움을 받을 때 훨씬 더 효과적이라는 저자의 프로그램 운영 결과를 볼 때, 모든 경찰관이 반드시 읽어야 할 필독서라고 생각한다.

_ 백창현, 경찰대학 경찰학과 교수

치솟는 화마의 공포에도 아랑곳없이 온몸을 던져 불길을 제압하는 영웅들, 촌각을 다투는 사고 현장에서 몸을 사리지 않고 인명 구조에 앞장서는 수호자들, 타인의 생명을 구하기 위해 자신의 목숨마저 내던지는 숭고한 희생자들. 소방관들을 향한 세상의 찬사는 끝이 없다. 이러한 세상 사람들의 응원과 격려가 고달픈 소방관들을 다시 일으켜 세우는 원동력이다. 문제는 그것이 소방관들이 입는 마음의 상처까지 치료해주지는 못한다는 것이다. 각종 사건·사고 현장에서 폭력과 죽음, 위험과 공포를 수시로 경험하는 소방관들은 마음에 상처를 입기 쉽다. 이 상처는 저절로 낫지 않는다. 약을 발라야 새 살이 돋듯 마음의 상처에도 그에 알맞은 치료와 처방이 필요하다. 이 책이 그러한 마음의 상처에 훌륭한 연고가 되어줄 것이다. 더불어 점차 확대되고 있는 소방관들의 건강에 관한 제도적 기반 마련에도 유용한 지침이 되어주리라 믿는다.

_ 이성춘, 은평소방서 구조대장

이 책의 저자 댄 윌리스는 25년간 경찰관으로 복무하며 수많은 사건·사고 현장에서 심리적 고통을 경험했다. 그리고 직장 동료들의 지지와 가족의 지지를 통해 이를 극복해냈다. 나는 이 책을 읽으면서 교통사고 현장에서 겪었던 끔찍했던 첫 트라우마 경험을 떠올렸다. 이 책의 저자와 책에 나온 여러 사례의 주인공들처럼 나 역시 최초 사건·사고 현장에서 마음의 상처를 입었다. 괴롭고 힘든 시간이었다. 아마도 많은 최초대처자들이 나와 같은 경험이 있을 것이다. 이러한 심리적 충격은 사명감만으로는 절대 감당할 수 없다. 치료와 예방이 필수적이다. 이 책은 각종 사건·사고 현장에서 심리적 고통을 경험하는 최초대처자들과 유사한 경험으로 힘들어하는 모든 이들이 트라우마를 극복하는 데 좋은 길잡이가 되어줄 것이다.

_ 박승균, 구리소방서 소방관·동료상담지도사

군에서 임무 수행 중 사망 사고가 발생하면 보통 3일장을 치른다. 이는 모든 부대원들이 빠른 시간 내에 사고와 관련된 좋지 않은 기억을 잊고 기본 임무에 충실하도록 하기 위함이다. 하지만 사망자와 직접 관련이 있는 가족이나 동료 그리고 부대원이 심리적 안정감을 되찾기까지는 일정 시간이 필요하며, 사고와 관련된 트라우마가 제대로 해소되지 않을 경우 이로 인해 발생하는 후유증으로 갈등하고 고민하는 사례를 볼 수 있다. 사고 발생 이후 지휘관은 부대원들의 심리적 안정을 위하여 충분한 후속 지원을 해야 하지만 실제로 이러한 활동은 미흡한 것이 현실이다. 가까운 전우의 사고나 죽음은 그 가족은 물론이고 동료 및 부대원들에게 상당한 스트레스를 줄 뿐 아니라 임무 수행에도 영향을 미치는 만큼, 지휘관은 부하의 어려움이 무엇인지를 이해하고 그것을 해결하고자 하는 노력을 기울여야 한다. 병영 내 사고 예방은 현장에서 최초대처자로서 역할을 하는 지휘관이나 간부들이 장병이 처한 위기 상황과 활용 가능한 자원 기관에 대한 이해를 높이고, 각 문제 상황별로 적용 가능한 지침과 동료 간 격려 및 자기 관리 전략을 향상하는 기술을 습득하고, 이를 통해 임무 수행 준비태세에 만전을 기하는 데 있다. 이러한 의미에서, 이 책은 군이라는 특수한 조직에서 최초대처자 역할을 수행하는 지휘관 및 간부들을 위한 훌륭한 지침서로서 매우 유익한 도움을 줄 수 있을 것으로 기대된다.

_ 김형래, 공군대령·국방대학교 직무교육원장·심리학 박사

여러분의 직업이 최초대처자라면 반드시 이 책을 읽기 바란다. 많은 PTSD(외상 후 스트레스 장애) 관련 책을 읽었지만, 이 책과 같이 현장 경험을 바탕으로 알기 쉽게 설명한 책은 드물다고 생각한다. 특히 저자는 자신의 경험을 바탕으로 최초대처자의 현장 경험이 어떤 것인지 현실감 있게 보여주고, 수많은 사건·사고 현장에서 정신건강을 지키기 위해 어떤 행동 전략들을 세워야 하는지를 구체적으로 설명해준다. 나는 PTSD 관련 정책 방안을 자문하는 현장종사자로서 현실적이고 실질적인 방향성을 제시하는 이 책으로부터 큰 도움을 얻었다. 이 책이 최초대처 현장에 첫발을 디딘 이들을 위한 필독서로 자리매김하길 바라며, 더불어 지금까지 고통받고 있는 최초대처자들에게 희망의 메시지가 되어줄 것을 기대한다. 끝으로 국민의 한 사람으로서 대한민국 최초대처자들에게 존경과 경의를 표하며, 앞으로도 이들의 정신건강 복지를 위하여 작은 힘을 보탤 것을 다짐한다.

_ 홍성아, 경기도 재난안전본부 PTSD 전문 상담 요원·(주)스트레스&여가 부대표

구조대의
SOS

댄 윌리스 지음 —
김성훈 옮김

구조대의 SOS

에스 오 에스

불광출판사

우리는 고통 그 자체로부터
영감과 생존의 수단을 이끌어내야 한다.

_ 윈스턴 처칠

서문

폭력, 외상, 죽음, 고통에 지속적으로 노출되다 보면 최초대처자(first responder)는 지워지지 않는 영혼의 상처로 끔찍한 타격을 입을 수 있다. 그래서 아주 명예로운 직업을 갖고 있음에도 최초대처자 직업군의 사람들은 약물 남용, 우울증, 외상 후 스트레스 장애(post-traumatic stress disorder), 정서적 고통, 자살, 실직 등으로 고통받을 때가 많다. 이런 일을 하면서 입는 보이지 않는 상처의 영향은 밖으로도 새어나가기 마련이라 그 소모적인 영향력이 최초대처자 자신뿐만 아니라 친구, 가족, 동료, 그리고 그들이 보호하려 애쓰는 지역사회까지 미칠 수 있다. 이들의 영혼은 정신적 외상으로 수천 번의 자상을 입고 죽음과도 같은 고통에 시달릴 수도 있다. 그런 사건이 일어날 때마다 그들의 영혼은 조금씩 더욱 많은 피를 흘리게 된다. 하지만 이들 응급 최초대처자(emergency first responder)들을 위한 정신건강증진 훈련과 정서적 생존 훈련이 충분히 이루어지지 못하고 있어 중요한 문제로 부각되고 있다.

정서적·심리적 외상으로 인해 최초대처자를 잃는 것을 그냥 이 직업에 어쩔 수 없이 따라오는 부작용으로 여겨서는 결코 안 될 것이다. 방탄복처럼 최초대처자의 영혼을 지켜줄 수 있는 효과적인 방법들이 나와 있기 때문이다. 이 책은 정서적 생존과 희망을 위한 필수적인 원리들을 여러분에게 제공해줄 것이다.

경찰 일을 시작한 초기 시절에 나는 이 일이 내 영혼을 천천히 죽이고 있음을 깨닫고서 정서적 생존 훈련의 필요성을 절실히 느꼈다. 이 깨달음은 집에서 내 의붓딸의 여덟 번째 생일 축하 파티를 하다가 갑자기 찾아왔다. 온갖 나이의 아이들이 야외 스피커에서 흘러나오는 커다란 음악 소리에 맞추어 웃고 소리치며 마당에서 뛰어놀고 있었다. 활기가 넘치는 집에서 아내는 혹시나 아이들에게 무슨 일이 생기지 않도록 지켜보고 있었고, 한 이웃은 석쇠 앞에 서서 파티에 온 사람들이 먹을 수십 개의 핫도그와 햄버거를 뒤집으며 굽고 있었다. 산처럼 쌓인 선물 더미 옆에는 탁자 중앙에 정성 들여 꾸며놓은 분홍색 공주님 케이크가 놓여 있고, 그 꼭대기에는 여덟 개의 촛불이 켜져 있었다.

파티에 찾아온 사람들 모두 아주 즐거운 시간을 보내고 있었다. 나만 빼고 말이다. 나는 잔디밭 의자에 앉아 흥겨운 파티를 지켜보고 있었다. 나는 분명 멍하게 차가운 눈빛을 하고 있었을 것이다. 나는 가족과 오랜 친구들에 둘러싸여 있었고, 그중에는 동료 경찰들도 많았다. 하지만 나는 마치 내가 있을 곳이 아닌 곳에 와 있는 기분이 들었고, 모두가 나와는 상관없는 사람인 듯 느껴졌다. 나는 행복하지도, 슬프지도 않았다. 그냥 주변의 모든 것, 모든 사람에게 무관심했다. 나는 아무것도 느끼고 싶지 않았고 실제로 꽤 오랜 시간 동안 그랬다.

한마디로 나는 그 무엇에도 관심이 가지 않았다. 내면에서 아무것도 느껴지지 않았다.

내 의붓딸이 소원을 빌고, 바람을 불어 촛불을 끄고, 선물 포장을 뜯는 것을 바라보며 나도 남들처럼 박수를 치고 웃었다. 하지만 이것들 모두 공허한 몸짓에 불과했다. 그런데 문득 7년 동안 경찰을 하면서 동료들 중에 이렇게 무감각해진 사람을 전에도 여럿 보았다는 생각이 들었다. 나는 이 길이 어디로 이어지는지 알고 있었다. 결코 좋은 곳은 아니었다. 경찰이 되던 날은 내 평생의 꿈이 이루어지는 날이었다. 근무 첫날부터 나는 모든 마음과 영혼을 일에 쏟아부었다. 그런 내가 대체 언제부터 영혼을 잃기 시작한 것일까? 나는 이 직업의 또 다른 희생자가 되고 마는 것일까?

꼬마 시절부터 나는 사람들의 삶에 변화를 주고, 긍정적인 역할을 할 수 있는 일을 하고 싶었다. 하루도 빠짐없이 사람들을 도우며 살고 싶었다. 사람들의 생명을 보호하고, 타인에게 봉사하고 싶었다. 그리고 고등학생 때 경찰이 되기로 마음먹었다. 샌디에이고주립대학교 형사행정학과를 졸업한 후에 나는 라 메사(La Mesa) 경찰서에 뽑혀 크게 기뻐했다. 그리고 3년 후에는 형사가 됐다. 악행을 저지르고, 남들에게 고통을 주는 사람들을 붙잡아 정의의 심판을 받게 하는 일은 내 삶의 목적이 되었다. 죄인을 철창에 가둘 때마다, 나는 위험을 제거해서 피해를 입었을지 모를 수십 명의 사람을 보호했다는 뿌듯한 만족감을 느꼈다.

나는 이보다 더 열심일 수 있을까 싶을 정도로 일과 직장에 열정적이었다. 하지만 퍼붓듯 쏟아지는 무분별한 폭력에 계속해서 노출되다 보니 차츰 나도 타격을 입기 시작했다. 그 타격은 느리기는 해도 가차 없이 찾아왔다. 경찰 업무의 본질적 특성 때문에 내 영혼이 좀먹고 있었던 것이다. 한때는 경찰관이 되기를 꿈꾸었던 순진무구한 소년이 냉담하고 무감각한 어른으로 변해버렸다. 경찰 업무의 부작용이 얼마나 소리 소문 없이 은밀하게 찾아오는지 나는 몸소 체험했다. 나를 사랑하는 사람들조차 더 이상 알아보지 못할 만큼 나는 다른 사람이 되어버렸다. 너무도 무기력해진 나는 내게서 벌어지고 있는 일들을 멈출 수가 없었다. 나는 정신건강을 유지하고 정서적으로 생존하는 방법을 전혀 훈련받지 못했다. 하루하루 나는 최초대처자들이 너무도 흔히 빠져들고 마는 운명으로 조금씩 미끄러져 들어가고 있었다.

나는 경찰을 하면서 최초대처자 업무를 하는 동료들이 비극으로 빠져드는 모습을 지켜보았다. 경찰이나 다른 최초대처자 기관에서는 당연히 선한 사람들을 뽑는다. 그래서 이런 사람들이 악한 사람으로 바뀌거나 자기 파괴적으로 행동하고, 심지어 자살로 생을 마감하기라도 하면 그만큼 더 가슴이 아프다. 선한 사람이었던 경찰이 부정직해지고, 물건을 훔치고, 임무 수행 중에 타인을 폭행하게 되는 이유가 대체 무엇일까? 대체 무엇 때문에 그들은 직업과 가족마저 버리고 거의 죽을 지경이 되도록 술을 마셔대는 것일까? 대체 왜 고통을 끝내려고 자기 입에 총구를 들이미는 것일까?

다시 한 번 말하지만, 이 사람들은 범죄를 저지르거나 자기 파괴적인 행동을 하는 성향 때문에 뽑힌 사람들이 아니다. 그 반대다. 이들이 업무를 수행하는 동안에 경험하는 것들로 인해 영혼이 회복 불가능한 해를 입는 것은 너무나 큰 비극이다. 적절한 정서적 생존 훈련이 이루어지지 않는다면 최초대처자들이 맡은 일이 오히려 그들의 삶을 파괴할 수도 있다.

타인을 위해 자신의 일부를 희생하는 이 영웅들 중에서 자신의 일을 무척 사랑하다가 어느 날 아침에 눈 뜨고 보니 갑자기 무기력해져 버렸다는 사람은 없다. 이것은 아주 느리고 점진적으로 일어나는 과정이다. 의붓딸의 생일 파티에서 깨닫기 전만 해도 나는 이런 일이 내게 일어나고 있다는 사실조차 자각하지 못했다. 내가 더 이상 그 무엇도 느끼지 않고 있음을 깨닫고 나니 뒤통수를 망치로 얻어맞은 것 같았다. 하지만 이것은 여러 번에 걸쳐 찾아올 가혹한 깨달음 중 첫 번째에 불과했다. 나는 앞선 4년 동안 살인 사건의 범인을 잡기 위해 모든 것을 쏟아부었다. 하지만 그 사건을 해결한다고 해서 모든 문제가 해결되지는 않는다는 점을 인정할 수밖에 없었다. 나는 가족, 그리고 내 삶에 균형과 자양분을 공급해주던 다른 모든 것들과 단절되어 있었다. 나는 범인을 뒤쫓고, 희생자들과 함께 고통을 나누는 일에 너무 많은 시간을 보내고 있었다. 내가 좋아하는 하이킹이나 바다 수영을 한 지도 몇 달이나 지나 있었다. 결국 이 모든 것은 내가 내면의 자아를 잃고, 영혼이 고통받고 있다는 결론으로 귀결됐다.

너무 늦기 전에 무언가 긍정적인 행동을 통해 이 구렁텅이로부터 나를 꺼내야 할 시간이 찾아왔다. 나는 내 영혼을 일깨우고 내가 사랑하는 것들과 다시 이어져야만 했다. 일단 최초대처자가 되고 난 다음에 중단되기 쉬운 일들을 모두 다시 찾아서 할 필요가 있었다. 그렇지 않고서는 내가 사랑하는 일의 희생자가 되어버릴 것 같았다. 이 점은 분명히 하자. 24시간을 최초대처자로 살아갈 필요는 없다. 업무가 자신을 집어삼키는 일이 없도록 철저하고 꾸준히 노력해야 한다.

　　나는 정말이지 내가 보았던 다른 경찰들처럼 되고 싶지 않았다. 그중 몇몇 사람의 이야기는 이 책에서 접하게 될 것이다. 내 영혼을 보호하고 정서적으로 생존하는 법을 배우지 않는다면, 나는 결국 그 누구에게도 쓸모없는 인간이 되고 말 것이다. 낫지 않은 마음의 상처를 안은 채 임무를 수행하고 있는 수많은 동료들이 있다. 그들은 외상 후 스트레스 장애나 주우울증(major depression)을 묵묵히 견디면서 희망도 없이 무기력하게 하루하루를 버티기 위해 몸부림치고, 누구의 도움도 구할 수 없을 것 같은 기분 속에서 살아간다. 하지만 사실 이들은 누구보다도 절실하게 도움이 필요한 사람들이다. 이들은 점점 더 비참해지고, 냉소적으로 변하고, 다른 모든 사람을 범죄자라고 생각한다. 어쩐 일인지 몇 년 지나다 보면 이들은 자신의 배우자와 아이들과도 관계가 단절되고, 가족들이 낯설게 느껴진다. 무엇보다 끔찍한 일은 아무도 자기를 이해해주지 않는다는 생각에 희망마저 모두 놓아버리는 것이다.

　　하지만 최초대처자들이 정서적으로 생존하고 영혼을 치유할 수 있게 도와줄 실용적이고 효과적인 방법이 존재한다. 더 이상 이런 직업을 선택했다고 해서 회복 불가능한 상처로 삶이 망가질 필요가 없다. 경찰뿐만 아니라 소방관, 직업군인 등 최초대처자들이 아무 탈 없이 평생 숭고한 임무에 잘 봉사한 후에 건강한 마음과 육신, 그리고 건강한 영혼으로 은퇴해서 잘 먹고 잘 살지 못할 하등의 이유가 없다. 우리에겐 즐거운 마음으로 봉사한 후에 평화와 행복, 그리고 건강 속에서 나머지 인생을 즐길 자격이 있다. 우리는 자기가 걸어온 봉사의 길을 뿌듯한 마음으로 뒤돌아보고, 앞으로 찾아올 온갖 좋은 일들에 대한 기대로 마음이 설렐 수 있어야 한다.

　나는 25년을 경찰로 살아왔다. 내가 이 일에서 항상 느꼈던 열정과 흥분을 지금까지도 그대로 간직하고 있다. 그리고 이제는 그 열정과 흥분을 최초대처자들의 정서적 건강 증진이라는 대의에 집중하고 있다. 최초대처자들에게 찾아오는 위험은 너무도 많다. 마약, 알코올, 도박, 우울증, 외상 후 스트레스 장애, 자살, 정서적 질환, 가정 파탄 등. 그리고 그로 인해 우리 지역사회 역시 해를 입게 된다. 이것은 분명 예방할 수도 있었던 비극적 낭비이며 수치스러운 일이다.

　나에게는 최초대처자라는 임무만큼 성취감이 크고 명예로운 일이 없다. 타인을 보호하고 목숨을 살리는 일이기 때문이다. 우리 사회가 그나마 사악하고 잔혹한 범죄로 넘쳐나지 않을 수 있는 것은 모두이 응급 최초대처자들의 희생과 봉사 덕분이다. 그래서 최초대처자에게는 영혼의 방탄복이 더욱 필요하다. 그것이 바로 나머지 우리를 보호하는 가장 효과적인 방법이기 때문이다.

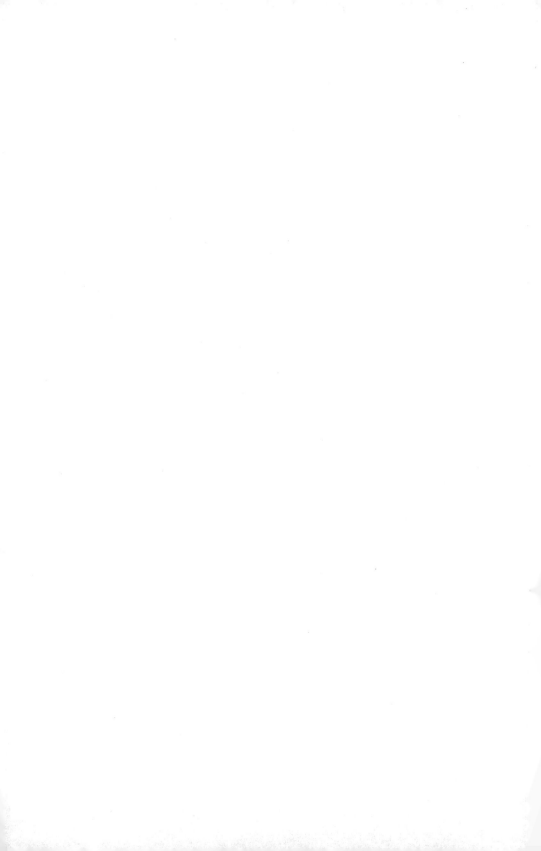

차례

들어가며

더 이상 상황을 변화시킬 수 없게 되는 순간,
우리는 자기 자신을 변화시켜야 할 도전에 직면하게 된다.
_ 빅터 프랭클(Viktor E. Frankl)

최초대처자들의 건강과 안녕이 위협받고 있다는 것은 너무나 가슴 아픈 소식이다. 경찰관의 사망 원인 1위는 자살이다. 미국에서만 매년 거의 200건의 자살이 일어난다(공식 보고로는 매년 평균 140건 정도지만 여기에 '사고', '사망 원인 미정' 등으로 부적절하게 분류되어 알려지지 않은 경우도 추가했다). 은퇴한 경찰의 자살률은 열 배로 늘어난다. 군의 통계치를 보면 이보다도 훨씬 더 암울하다. 평균적으로 현역 군인 한 명과 참전용사 스물 한 명이 매일 자살하고 있다. 현역으로 종사하고 있는 전체 경찰관 중 15~18퍼센트 정도(약 120,000명)가 외상 후 스트레스 장애를 앓고 있고, 참전용사들도 20만 명이 넘게 이 장애로 고통받고 있다. 자살과 우울증은 소방관과 응급구조사들에게도 심각한 걱정거리로 대두되고 있다.

경찰 중 25~30퍼센트 정도가 고혈압, 심장질환, 순환기장애, 소화장애, 당뇨, 암, 조로증 등 스트레스로 인한 신체건강상의 문제를 앓고 있는 것으로 추정된다. 스트레스는 또한 심각한 수면장애, 피로감, 고립감, 과민성, 분노, 침투적 사고(intrusive thoughts, 원치 않는 생각,

이미지, 충동 등이 강박적으로 자꾸 떠오르는 현상을 말하며 과도한 책임감과 연관되어 있는 경우가 흔하다), 우울증, 불안, 편집증, 공황 반응 등도 야기할 수 있다. 하버드대학교 의대에서 2007년 〈미국 의학 협회보〉에 발표한 연구에 따르면 경찰 중 40퍼센트가 심각한 수면장애로 인해 현저한 건강상의 문제를 겪고 있다고 한다. 급성 스트레스는 최초대처자들로 하여금 조기에 은퇴하거나 직업을 바꾸게 만드는 주된 요소다. 이로 인해 대중은 경험 많은 믿음직한 최초대처자들에게 봉사받을 기회를 잃고 있다. 내 경험으로 보면 경찰과 다른 최초대처자들 중 50퍼센트 정도는 조기에 은퇴하거나 장애 때문에 퇴직한다.

나의 경험담

나는 한 아동성추행범의 컴퓨터에 들어 있던 700장 정도의 사진을 떠올리면 아직도 구토가 올라온다. 그 사진에는 유아와 아동들에게 강제로 항문 성교나 다른 성적 행위를 시키는 모습이 담겨 있었다. 잊어버리고 싶은 마음이 간절하지만 그 사진들은 영원히 내 마음속에 낙인처럼 찍혀 있을 것이다. 그리고 한 알츠하이머 환자 수용 기관의 수위가 80세의 병약한 환자를 잔인하게 강간했던 사건도 세세한 부분까지 모두 머릿속에 생생하게 남아 있을 것이다.

내 동료 중 몇몇은 살아남기 위해 육탄전을 벌여야 했던 경우도 있었다. 그중에는 거의 살해당할 뻔한 사람도 있었다. 그리고 한 생명을 구하기 위해 어쩔 수 없이 다른 사람을 죽이거나, 경찰관을 이용해서 자살하는 사건(suicide-by-cop)에 휘말려 자기도 모르는 사이에 누군가의 자살 도구가 되어야만 했던 사람도 있다. 누군가가 차마 스스로 목숨을 끊을 수가 없어서 자기를 죽일 수밖에 없는 상황으로 당신을 몰고 갔고, 결국 그 사람이 마지막으로 숨 쉬는 모습을 당신이 지켜보고 있다고 상상해보라.

그리고 사고도 있었다. 어느 사고에서는 한 젊은 여성이 차량 충돌 사고 이후에 자기 차에 갇히고 말았다. 경찰관들이 그 여성을 구하려고 미친 듯이 달려들었지만 결국 실패하고 말았고, 공포에 질린 눈으로 바라보는 경찰관들 앞에서 여성의 몸이 불에 타들어 갔다. 고통에 찬 비명 소리가 점점 더 심해지다가 갑자기 멈추었다. 경찰관들은 아무것도 하지 못하고 무기력하게 서 있을 수밖에 없었다. 사람의 살이 타는 냄새가 밀려오면서 경찰관들은 그 뜨거운 열기에 자기의 살갗도 불에 타고 있는 듯 느꼈다. 이런 장면을 어떻게 잊을 수 있을까?

나는 경찰 임무를 위해 엄청 가난한 집들을 돌아다니면서 다시 생각하기 싫을 정도의 오물로 뒤덮인 집안 모습을 보고 역겨워 하루 종일 아무것도 먹지 못한 적도 있었다. 한번은 바퀴벌레 배설물을 뒤집어쓴 작은 사내아이가 자신의 오물로 뒤덮인 침대에 누워 있는 것을 본 적도 있다. 내 파트너와 나는 급하게 아이를 그곳에서 빼내 왔지만 이틀 후에 보니 사회복지기관에서 아이를 똑같은 집에 그대로 살라고 되돌려보낸 상태였다.

우리는 상상하기 어려울 정도로 무서운 범죄 현장도 목격했다. 한 작은 집의 주방 바닥에는 잔인하게 도살당한 엄마의 시체가 놓여 있었고, 피가 묻은 작은 발자국들이 집 뒤쪽으로 이어져 있었다. 그곳에서 우리는 네 살짜리 여자아이가 엄마 뱃속에 있을 때의 자세로 몸을 말고 침대 위에 웅크려 있는 것을 발견했다. 여자아이는 칼에 찔려 죽어 있었다. 또 한 사건에서는 한 여성이 평소보다 일찍 귀가하는 바람에 집에 들어와 있던 침입자를 놀라게 만들었고, 침입자는 이 여성을 76번이나 칼로 찔렀다. 그리고 그 칼은 여성의 두개골에 박힌 채 부러져 있었다. 또 다른 사건에서는 한 남성이 장검으로 여러 번 난도 질을 당하고 쓰러져 있었다. 우리가 거실에서 시체를 발견했을 때는 그 사람의 내장이 사방에 널려 있었다.

나는 시체 운반용 가방 속을 엎드려 기어 다니면서 구더기들을 모은 적도 있다. 곤충학자에게 주어 살인 피해자의 사망 시각을 추정하기 위해서였다. 그리고 무장한 강도 용의자를 시속 190킬로미터 속도로 추격해서 결국 체포한 적도 있다. 죄수인 척 감방에 들어가서 살인 용의자와 대화를 시도한 적도 있었고, 싸움에도 수없이 말려들어 몇 번은 목숨이 위태로워지기도 했다. 총격을 받아 경찰차 뒤쪽 유리창이 박살이 난 적도 있었다. 부검 장면도 여러 번 지켜보았는데, 검시관이 고성능 톱으로 두개골을 잘라 뇌를 꺼낼 때면 미세한 두개골 가루를 온통 뒤집어써야 했다.

나는 아동성추행범에게 법의 심판을 내리기 위해 온 힘을 다해 수사했다. 범죄를 저지르고 27년이나 지난 후의 일이었다. 당시 이 사건은 범죄에서 유죄 판결까지 걸린 시간으로는 샌디에이고 카운티 역사상 최장 기록이었다. 나는 살인 희생자의 시신이 발견되지 않았음에도 5년 동안이나 살인 사건을 수사해서 샌디에이고 카운티 최초로 시신이 발견되지 않은 상태에서 살인죄 선고를 이끌어내기도 했다.

경찰 경력이 쌓여가는 동안 죽어 부패하는 시신을 목격하는 일이 일일이 다 언급하기도 힘들 정도로 많아졌다. 사람들이 얼마나 다양한 방법으로 자살하는지 목격했고, 범죄자들이 아이들에게 이루 말로 표현하기 힘든 손상을 입혀 놓은 장면도 목격했고, 조직폭력배 관련 사건이나 가정 폭력 사건에 무의미하게 휘말려 손상된 시신들도 목격했고, 대형사고 현장에서 심하게 훼손된 시신들도 목격했다. 이런 장면과 마주할 때마다 내 영혼은 조금씩 상처를 입고 무감각해졌다. 내가 두 번이나 결혼에 실패한 데는 분명 이런 점도 한몫했을 것이다. 하지만 내 영혼이 고통받고 있는 동안에도 나는 끈기 있게 계속 일을 했다.

_ 한계에 봉착하다

제임스 데즈먼드 사건을 생각하니 다른 사건에서는 느낄 수 없었던 공포가 엄습해온다. 후미진 골목에서 발견된 그 유해 앞에 다시 서기라도 한 것처럼 그때의 모습이 빠짐없이 생생하게 머릿속에 다시 떠오른다. 시신은 머리와 손이 없었다. 범인은 가지치기용 톱 같은 것으로 머리와 손을 야만적으로 잘라낸 후에 톱을 다른 어딘가에 버렸다. 톱은 영영 발견되지 않았다. 이 시신은 얼마 전까지만 해도 살아 숨 쉬고 있었을 사람이었다. 나는 일부만 남은 그 시신 앞에 서서 대체 어떤 반사회적 인격장애자가 다른 인간에게 이런 끔찍한 짓을 했을까 다시 한 번 궁리해보았다.

영화와 컴퓨터 게임 때문에 일반인들도 충격적인 폭력 장면에 많이 익숙해졌고, 컴퓨터 그래픽 효과도 점점 현실과 구분하기 힘들 정도로 발전하고 있다. 하지만 얼마 전까지만 해도 붙어 있던 머리가 달아나 시뻘건 피로 물든 몸통만 남아 있는 장면을 직접 목격하는 것에는 비할 바가 아니다. 나는 살인이 일어나기 직전에 희생자가 느꼈을 두려움을 상상하며 몸서리를 쳤다. 그 괴기한 현장에서 일하는 동안 내 영혼은 엄청난 충격에 휩싸였다. 그 모습은 결코 내 머릿속에서 지워지지 않을 것이다.

그날을 기점으로 7년의 세월이 흘렀다. 그 긴 세월 동안 이 어려운 사건과 씨름하느라 나는 좌절감에 빠지고, 정서적으로도 완전히 진이 빠지고 말았다. 우리는 희생자가 제임스 데즈먼드라는 중년 남성이라는 것을 알아냈다. 범죄 현장이 어딘지는 알 수 없었다. 희생자는 알려지지 않은 또 다른 장소에서 살해당해 토막 난 것이었다. 목격자도 없었고, 자백도 없었고, 사망 원인도 나오지 않았고, 살해 도구도 발견되지 않았고, DNA도 없었고, 살인자의 지문·머리카락 등 추적 가능한 다른 증거도 현장에 남아 있는 것이 전혀 없었다. 사실상 살인자는 그 어떤 신체적 증거도 남겨놓지 않았다. 하지만 나는 도저히 그런 악랄한 살인자가 벌받지 않고 그냥 돌아다니게 놔둘 수 없었다. 7년 동안 나는 그 사건과 함께 살았다. 조직폭력배, 매춘부, 포주, 마약상 등이 득실거리는 암흑가로 직접 들어갔다는 얘기다.

데즈먼드 살인 사건을 수사하는 동안 나는 점점 다른 사람이 되어갔다. 삶에 대한 관점, 타인과 세상을 바라보는 관점이 나쁜 쪽으로 크게 변했다. 죽이겠다는 협박을 받고 용의자의 공범에게 집까지 미행도 당하다 보니 점점 더 사람을 의심하고 믿지 못하게 됐다. 심지어는 가족도 믿을 수 없었다. 나는 끊임없이 어깨 너머로 내 뒤를 살피고 있었다. 나는 범죄자들이 다시 살인을 저지르기 전에 모든 힘을 쏟아부어 사건을 해결하고 싶었고, 그래서 사건의 모든 세세한 부분에까지 강박적으로 매달렸다. 그리고 그러는 동안 나는 아내와 의붓자식들로부터 정서적으로 점점 멀어지게 됐다. 그런 암흑의 세계에 빠져 있다 보니 내 영혼은 점점 좀먹고 있었다.

노력이 헛되지는 않았다. 골목에서 시신이 발견되고 7년 후에 로스앤젤레스 크립스 조직폭력배의 일당 두 명이 제임스 데즈먼드 살인죄로 유죄 판결을 받은 것이다. 나는 데즈먼드 가족과의 약속을 지켰다. 하지만 나는 더 이상 공포에 휩싸인 채 훼손된 시신 앞에 서 있던 7년 전 그 사람이 아니었다. 나는 내 직업의 또 다른 희생자가 될 실질적인 위험에 놓여 있었다. 뇌리를 떠나지 않는 악몽 같은 경험이 수없이 쌓여 붕괴 직전에 놓여 있었다. 심각한 수면장애에 시달리고, 감정을 느낄 수 없고, 사람들로부터 점점 멀어져 고립되고, 스트레스를 감당하기가 어려워졌다. 나는 영혼을 살리는 나만의 정서적·영적 생존 연습 방법을 개발하지 않고서는 살아남지 못하리라는 것을 깨달았다.

나는 최초대처자의 임무 중 '보호와 봉사'를 가장 신성하다 여기고 있다. 생명을 보호하고 도움을 제공하는 것은 우리의 신성한 임무다. 우리를 필요로 하고, 우리에게 의지하는 사람에게 언제라도 달려가기 위해 우리는 자신의 정서적·정신적·신체적·영적 건강을 유지할 책임이 있다. 시민들은 정서적으로 안정되어 있고, 임무 수행에 필요한 능력을 완벽하게 갖추고, 도움이 필요한 사람을 위해 자신의 모든 힘을 기꺼이 쏟아부을 마음의 준비가 되어 있는 헌신적이고 건강한 최초대처자를 둘 자격이 있다. 부디 이 책이 자신을 최고의 상태로 끌어올릴 수 있는, 효과가 검증된 도구를 제공할 수 있길 바란다. 그 도구를 통해 여러분은 시민들이 안심하고 살 수 있게 만들어줄 영웅이 될 수 있을 것이다.

우선 건강을 증진하고 유지하기 위해서는 한 인간을 구성하는 모든 요소, 즉 정신과 육체, 그리고 가장 중요한 영혼을 함께 다루어야 함을 깨달아야 한다. 그 다음 이 책에 소개된 정보를 바탕으로 자기만의 정서적 생존 연습 방법과 정신건강증진 연습 방법을 개발하는 것은 당신의 몫이다.

이 책에서 나는 25년 동안 이 일에 몸담으며 배운 내용과 내가 개인적으로 실험해서 깨우친 내용을 공유하고 있다. 이 책은 내 영혼과 다른 많은 사람들의 영혼을 치유하고 보호하는 데 효과를 보였던 실용적이고 효과적인 해법과 선제적 건강증진 프로그램을 제공해줄 것이다. 1장에서는 경고신호와 그에 대한 자각에 대해 다룬다. 1장에서부터 시작되는 필수 생존 원칙은 자신의 영혼에 방탄복을 입히길 원하는 모든 최초대처자들에게 실용적인 지침서가 되어줄 것이다. 2장에서는 당신의 영혼을 보살피고, 유지하고, 보호하는 여러 가지 방법에 대해 설명한다. 그리고 4장에서는 최초대처자들을 위한 몇 가지 생존 강의를 제공한다. 3장과 5장에서는 과각성 사이클(hypervigilance cycle) 과정을 완화시키고, 급성 스트레스와 정신적 외상의 영향에 대비하고, 그것을 누그러뜨리는 방법에 대해 설명한다. 6장에서는 BeSTOW(Beyond Survival Toward Officer Wellness, 생존을 넘어 정신건강증진을 향해) 철학에 따라오는 수많은 혜택을 살펴본다. 7장에서는 동료 지원(peer-support)이라는 개념에 대해 다룬다. 그리고 8장에서는 당신이 사랑하는 사람들로부터 지원받을 수 있는 여러 가지 방법에 대해 설명한다. 9장에서는 팀 퍼디 경관의 생존 이야기를 다루고 있다. 팀 퍼디 경관의 설명처럼 이 책에 나온 정보들은 모두 중요하다. 그는 이런 정보들이 자신의 직업, 결혼, 그리고 어쩌면 목숨까지도 구해주었다고 믿고 있다.

1장
정서적 생존을 위한 제1원칙

건강이 있는 자는 희망이 있고,
희망이 있는 자는 모든 것을 가졌다.
_ 토머스 칼라일(Thomas Carlyle)

::

1986년 라 메사. 정오부터 한밤중까지 바쁘게 이어지는 교대 근무가 거의 끝나갈 무렵이었다. 그날도 도시 전역에서 수도 없이 호출이 왔다. 트로이 경관은 그저 어서 빨리 집에 가서 침대에 쓰러지고 싶은 마음밖에 없었다. 근무시간이 5분밖에 남지 않아서 경찰차에 기름을 넣으려고 주유소를 향해 운전했다. 이 지역은 이런 한밤중에는 인적이 없는 곳이었고, 주변의 몇몇 상가 건물도 문을 닫고 불이 꺼져 있었다. 그런데 골목 근처 후미진 곳에 차 한 대가 뎅그러니 서 있는 것이 보였다. 희미한 가로등 불빛에 차창에 김이 서려 있는 것이 저절로 눈에 들어왔다. 김 때문에 안이 보이지 않았다. 그는 10대 아이들이 애정 행각을 벌이고 있나 보다 생각하며 빠른 속도로 그 곁을 지나쳤다. 그런데 도대체 정확한 이유는 알 길이 없지만 무언가 이상하다는 느낌이 가시질 않았다. 무언가 아니다 싶었다. 그는 그 자리에서 차를 돌려 근처에 주차한 다음 걸어서 그 차에 다가갔다.

그는 김이 서린 유리 너머를 보려고 손전등으로 운전석 뒤편 유리창을 직접 비추었다. 눈을 찡그리며 보니 약한 불빛에 무언가가 반짝이는 것이 간신히 보였다. 그 순간 그의 심장이 방망이질을 시작했다. 반짝이는 것은 커다란 칼날이었다. 누군가 반쯤 헐벗은 여자의 목에 칼끝을 들이대고 있었다. 여자는 손을 등 뒤로 묶인 채 뒷좌석에서 옆으로 누워 있었다. 트로이 경관은 잔인한 강간 사건과 우연히 마주친 것이다.

트로이는 권총을 뽑아들며 남자에게 칼을 버리라고 소리 질렀다.

하지만 반복되는 그의 명령이 피해자의 날카로운 비명 소리에 묻혀버렸다. 범인은 운전석으로 뛰어들어 차 열쇠를 꽂았다. 트로이 경관은 잠긴 차문을 열기 위해 미친 듯이 달려들었다. 그는 강간범의 머리를 향해 총을 겨눈 채 손전등으로 유리를 두들겨 부수려고 했지만 소용없었다. "시동 걸지 마! 아니면 발포한다. 손들어! 지금 당장 차에서 나와. 아니면 발포한다!"

시동이 켜지고 범인이 가속페달을 밟는 순간 트로이 경관은 선택의 여지가 없음을 깨달았다. 그는 남자의 왼쪽 관자놀이에 대고 방아쇠를 당겼다. 강간범은 그 자리에서 바로 꼬꾸라지고, 산산이 조각난 유리 조각과 피가 경관의 얼굴과 제복으로 튀었다. 순간적으로 앞을 볼 수 없었던 그는 얼굴을 닦은 후에 폭행을 당하고 뒷좌석에 누워 있는 여자를 도우러 갔다. 트로이는 여자를 안심시키고 부상 정도를 살펴보려 했지만 여자는 완전히 히스테리 발작 상태에 빠져 비명을 지르며 그를 밀어냈다. 지원 병력이 불빛을 번쩍이고 사이렌을 울리며 도착했을 때 트로이 경관은 한바탕 전쟁이라도 치른 사람처럼 보였다.

대치 시간은 모두 합쳐도 기껏해야 30초 미만이었다. 30초 만에 트로이 경관은 한 생명을 구하고, 또 다른 생명을 앗아갔다. 경찰학교에서는 어떻게 임무 중에 몇 초 차이로 삶이 뒤바뀔 수 있는지에 대해서는 결코 가르쳐준 바가 없었다. 목숨이 왔다 갔다 하는 위기 상황에 처했던 수많은 최초대처자가 흔히들 그렇듯이 몇 초에 불과한 이 시간이 최초대처자의 삶 전체에 부정적인 영향을 미치게 된다. 그는 밤마다 잠을 이루지 못할 것이고, 설사 한두 시간 힘들게 잠이 들어도 악몽에 시달리고, 주기적으로 불안 발작이 찾아오게 될 것이다. 그리하여 결혼 생활에도 문제가 생기고 자신의 임무도 효과적으로 수행하지 못하게 된다. 곧이어 그에게는 진단되지 않는 전형적인 외상 후 스트레스 장애가 생길 것이고, 이 한순간이 그의 인생을 규정해버려 어떻게 마음을 치유해야 할지 알 수 없는 무기력함 때문에 감옥에 갇힌 기분이 들 것이다.

트로이 경관은 정서적 생존 훈련을 한 번도 받아본 적이 없어서 영혼이 무척 취약한 상태였다. 그와는 대조적으로 인근 경찰서에서 근무하던 한 경관은 최근에 일곱 발을 발포해서 다섯 명이 사망하는 사건에 연루된 적이 있었다. 이 발포 사건과 관련해서 그도 몇 가지 어려움을 겪기는 했지만, 그래도 훨씬 잘 헤쳐나갈 수 있었다. 그가 충격에 대비해 영혼을 보호해주는 정신건강증진 연습 방법을 훈련받은 적이 있었기 때문이다.

트로이 경관의 발포 사건이 일어났을 때 나는 새로 임무를 시작한 젊은 경찰이었다. 당시 경찰서에서는 그를 위해 한 일이 아무것도 없었다. 사실 차라리 아무것도 안 하니만 못한 일을 했다. 처음 며칠간은 경찰의 발포 이후에 의례히 뒤따르는 수사가 진행되었고, 트로이 경관은 용의자처럼 취급받았다. 사람들은 그를 피했고, 심지어 말도 붙이지 않았다. 사망한 사내가 불과 일주일 전에 감옥에서 풀려나와 젊은 여자를 납치했다는 사실이 곧바로 확인되었고, 결국 수사관들은 발포가 정당한 것이었다고 결론 내렸다.

트로이가 어떤 잘못된 행동도 하지 않았음이 분명해졌다. 사실

그가 한 일은 굉장히 훌륭한 것이었다. 사건이 이렇게 정리되자마자 동료 경관과 상관들은 마치 발포 사건이 일어나지도 않았던 것처럼 행동했다. 그 사건에 대해서는 아무도 말을 꺼내지 않았다. 사람들이 무신경하거나 가혹해서 트로이 경관이 자기 혼자 알아서 이겨내라고 내버려 둔 것은 아니었다. 안타까운 일이지만 이런 발포 사건은 경찰 임무에 어쩔 수 없이 따라오는 일이니 그냥 최대한 빨리 잊어버리는 게 최선이라 생각했기 때문이다. 트로이 경관은 어떻게 하면 정신적 상처를 주는 이런 사건을 건설적으로 정리해서 올바른 관점으로 바라볼 수 있는지 알지 못했다.

그날 밤의 생생한 이미지가 그를 계속해서 괴롭혔고, 결국에는 공황 발작으로 거의 임무를 수행하지 못할 지경이 되고 말았다. 나는 사람들에게 사랑받고, 친절하고 역동적이었던 트로이 경관이 실의에 빠져 사람들과 벽을 쌓은 채 최소의 임무만 간신히 소화해내는 경찰로 변해가는 모습을 지켜보아야 했다. 그는 부정적이고 냉소적인 사람이 되었고, 경찰서에 대해서도 불만이 많았다. 그는 운영진에서 지시를 내리고 새로운 계획을 발표할 때마다 경멸에 찬 욕을 해댔다. 그는 지시가 내려온 임무는 처리했지만 지시가 없을 때는 아무것도 하지 않았다. 그리고 몇 년이 지난 후에 은퇴했다. 망가질 대로 망가지고 분노에 차 있었던 그는 결국 이 나라를 떠나고 말았다.

우리 경찰서의 상관들은 이런 결과를 막기 위해 노력했는지도 모른다. 하지만 그 상관들이, 그리고 동료들이 대체 어떤 일을 했어야 했을까? 당시 우리 경찰서에 있던 사람들은 그런 위기 상황에 휘말린 경찰관의 영혼을 돌보는 방법에 관한 지식이 전무했다. 응급 최초대처자들은 보통 경력 기간 동안 영혼의 피를 말리는 다양하고 많은 사건 사고를 목격하게 된다. 신출내기 경찰이었던 나는 이후 10년 동안 내가 어떤 사악한 사건들을 목격하게 될지 전혀 알 길이 없었다. 결국 나는 영혼 지키기의 첫 번째 단계가 자기 행동에서 나타나는 경고신호를 자각하고, 경찰 임무가 내게 미치는 영향과 그것으로부터 영혼을 보호하기 위해 내가 선제적으로 할 수 있는 일이 무엇인지 파악하는 데 있음을 알게 됐다.

제1원칙 1부: 아홉 가지 경고신호

자기 직업의 희생자가 되어가고 있음을 응급 최초대처자와 그 가족 구성원들에게 경고해주는 몇 가지 특별한 신호가 있다. 이런 경고신호와 관련 문제점들이 저절로 사라지는 일은 절대로 없다. 서둘러 바로잡지 않으면 의식하지 못하는 사이 문제점들은 점점 악화된다. 자신이 이런 위험신호를 나타내고 있음을 빨리 자각해서 너무 늦어지기 전에 건설적인 방식으로 문제를 선제적으로 해결해야 한다. 그렇지 않으면 당신의 개인 생활과 직업 생활이 회복 불가능할 정도로 손상받게 될 것이다. 경고신호가 하나라도 나타난다면, 그것은 당신이 급성 스트레스와 임무에 따르는 정신적 외상을 처리하는 데 어려움을 겪고 있다는 심각한 징조다. 이런 경고신호들은 보통 하나씩 단계별로 일어나지 않는다. 당신이 영혼에 방탄복을 입혀놓지 않으면 이 중 어떤 신호라도 순서를 가리지 않고 나타날 수 있고, 모두 한꺼번에 일어날 수도 있다.

_ 고립

최초대처자 직업군 사람들은 시간이 지나다 보면 자연스럽게 점점 더 고립되는 경향이 있다. 최초대처자들은 다른 친구나 가족과 어울려 무언가를 함께 하기보다 차라리 혼자 있거나 직장 동료들하고만 어울리는 쪽을 좋아하게 된다. 업무와 관련 없는 결정은 모두 다른 사람에게 맡겨버리고 싶고, 다른 사람들, 심지어 배우자나 자식들과 함께하는 시간도 좋아하지 않게 되어 인간관계가 단절된다. 그러다 보면 결국 사람들과 멀어지고 세상과 소원해질 수밖에 없다. 직장 사람들과의 유대감은 바람직하지만 당신에게 가장 필요한 것은 업무 외 친구들과의 관계를 통한 균형잡기다. 최초대처자 동료들하고만 어울리다 보면 직업에서 비롯되는 세계관 중에서 부정적인 측면들이 강화되는 경향이 있다. 업무 외 친구들은 당신에게 피해 의식(업무, 사회, 기관 등에 대한 피해 의식)이 생기지 않도록 막고, 모든 사람이 범죄자라는 생각이 드는 것도 막아줄 수 있다. 혼자 고립되면 우리는 점점 다른 사람들과 단절되고 만다. 그리고 사람들과 단절되다 보면 우리는 선악의 분별력을 잃기 시작한다.

_ 과민성

과민성이 생기면 참을성이 없어지면서 별것 아닌 일로도 벌컥 화를 내고, 뭘 물어봐도 단답형으로만 대답하고, 대화가 더 이어지는 것이 싫어서 그냥 괜찮다는 말만 한다. 그리고 주변 사람들이 당신이 어떻게 반응할지 몰라 눈치를 보게 만든다. 당신이 초조하고 불안해 보일 수도 있다. 배우자로 하여금 당신이 변했으면 어떻게 변했는지 꼭 말해달라고 확인해놓을 필요가 있다. 당신은 배우자의 말에 귀를 기울이고, 배우자가 눈치 보지 않고 편안하게 당신에게 필요한 조언을 꺼낼 수 있는 분위기를 만들 책임이 있다. 이렇게 하면 두 사람 사이의 관계가 손상되는 것을 막을 수 있다. 8장에서 최초대처자의 정서적 생존에 배우자가 얼마나 핵심적인 역할을 하는지에 대해 설명하겠다.

_ 수면장애

매일 밤 자다 말고 여러 번 깨거나 고작 몇 시간밖에 못 자고 계속 밤잠을 설친다면, 당신이 스트레스에 효과적으로 대처하지 못하고 있다는 신호다.

_ 분노

분노 증상이 심각해지면 자신의 스트레스와 낙담을 타인에게 화풀이하며 전가하는 패턴이 생기기 시작한다. 그 대상은 보통 당신을 가장 아끼고 보살펴주는 사람인 경우가 많다. 자기 주변으로 완충 장치, 즉 사람들이 당신을 그냥 내버려 둘 안전한 공간을 만들려고 하는 경향이 생긴다. 당신은 분노를 이용해서 타인을 통제하고 그들과 거리를 유지한다. 자신의 내면을 들여다보며 그곳에서 실제로 어떤 일이 일어나고 있는지 파악해야 함에도 불구하고 분노를 이용해서 그런 성찰을 회피하려 든다.

_ 정서적 마비

적어도 초반에는 정서적 마비가 찾아오는 것을 피하기 어렵다. 따라서 정서적 마비에 압도당하지 않도록 계속 노력할 필요가 있다. 이쪽 일을 하다 보면 업무에 따르는 좌절, 스트레스, 압박감, 정서적 고통 등을 더 이상 느끼지 않으려고 자신을 정서적으로 차단하고픈 마음이 자연히 들기 마련이다. 하지만 그렇게 하다 보면 결국 가정에서의 인간관계가 심각하게 손상을 입을 수밖에 없다.

_ 소통의 결여

혼자 틀어박혀 있다 보면 모든 것을 자기 맘속에만 쌓아두는 실수를 범하게 된다. 이것은 점점 심각한 문제로 발전한다. 소통 능력이 감소함에 따라 업무가 자기에게 어떤 영향을 미치고 있는지 얘기하는 것을 더욱 꺼리게 되기 때문이다. 그러면 우울, 불안, 무기력, 분노, 두려움, 기타 부정적인 감정들이 점점 심해진다.

_ 냉소, 불신, 업무 만족도 감소

만약 앞에서 언급한 경고신호 중 하나라도 나타났는데 거기에 적절히 대처하지 못했다면 당신은 업무에 전혀 만족하지 못하고, 극단적으로 냉소적으로 변하고, 세상 모든 사람을 불신하게 될 가능성이 크다. 이런 냉소와 부정적 시각은 결국 당신을 나락으로 빠뜨려 삶의 모든 측면에 악영향을 미치게 된다.

_ 우울증

경고신호를 하나라도 무시하다 보면 우울증으로 이어질 수 있다. 치료하지 않고 방치하면 증상이 더욱 악화되어 심각한 우울증으로 발전할 수 있고, 그 결과 약물 남용, 가정 파탄, 생활 파탄, 그리고 심신을 약화시키는 다른 문제로 이어져 결국 자살을 불러올 수도 있다.

_ 필요에 의한 음주나 습관적인 음주

필요하다는 생각이 들어서 어쩔 수 없이, 혹은 습관적으로 음주를 하거나 다른 약물을 복용하는 것은 중요한 경고신호다. 미국 경찰들의 경우 알코올 남용 비율이 일반인의 두 배에 이르고, 그중 23퍼센트는 심각한 알코올 남용을 보인다. 군인의 경우는 훨씬 심각해서 한 연구에 따르면 검사 대상 참전용사 중 39퍼센트가 알코올 남용으로 추정된다. 소방관을 대상으로 한 연구들을 보면 현직 소방관 중 29퍼센트가 알코올 남용과 관련된 문제 가능성이 있는 것으로 나타났다. 필요해서, 혹은 습관 때문에 음주를 하면 이미 심각해져 있는 문제와 정서적 문제를 더욱 악화시키고, 진짜 문제의 해결을 지연시킬 뿐이다.

부푼 희망을 품고 경찰학교를 졸업한 경찰관, 뿌듯한 자부심으로 소방서의 일원이 된 소방관, 조국을 지키겠다는 꿈에 부푼 병사들의 이상주의적·긍정적·열정적 태도와 비교해보면 이런 경고신호들은 너무나도 큰 차이를 보인다. 이런 증상들이 하나라도 생기면 최초대처자들은 심신이 쇠약해져 결국에는 가족도 알아보기 힘든 사람으로 변할 수 있다. 이를 막기 위해서는 이 책에서 소개하는 개념들을 충실히 익히고, 정서적 생존법을 배워 영혼의 방탄복을 입어야 한다.

제1원칙 2부: 자각

제1원칙 1부는 경고신호를 알아차리는 데 중점을 두었다면, 2부는 그에 대한 자각을 강화해서 업무에서 비롯된 해로운 효과로 자신의 영혼이 고통받을 때 그것을 신속하게 알아차릴 수 있는 능력을 배양하는 데 중점을 둔다. 정서적 생존의 원칙을 실천에 옮김으로써 성취할 수 있는 엄청난 변화를 나는 몸소 경험해보았다. 하지만 이것은 나만의 이야기가 아니다. 이 책에 소개된 모든 정신건강증진 프로그램은 정신, 육체, 영혼의 건강을 전체적으로 크게 향상시켜준다는 것이 입증되었다.

　해결책은 문제를 인정하고 아홉 가지 경고신호를 인식하는 데서 출발한다. 하지만 업무가 실제로 당신에게 어떻게 영향을 미치고 있는지 인식하기 위해서는 먼저 자기 내면의 강점과 약점을 인식하고 있어야 한다. 정신건강을 저해하고 있는데도 당신이 지금까지 계속해서 방치해온 부분은 무엇인지, 당신이 든든한 뒷받침과 치유와 영감을 얻는 원천은 어디인지, 그리고 당신의 영혼을 강화하기 위해 좀 더 공을 들일 필요가 있는 부분은 어디인지 파악해야 한다.

　최초대처자인 당신은 그래도 자기는 괜찮지 않을까 생각하기 쉽다. 아마도 이런 자각은 나약한 사람들한테나 필요한 것이라고 생각하고 있을 것이다. 하지만 사실 그것이 바로 문제의 핵심이다. 당신의 영혼은 정신건강과 적응 능력을 뒷받침하는 밑바탕이다. 계속해서 방치해두면 당신의 영혼에 가해진 해악은 삶의 모든 측면에 영향을 미치게 된다. 업무로 인해 정서적 고통을 받거나 부정적인 영향을 받는다고 해서 나약하다는 의미는 아니다. 업무의 본질적 특성상 누구나 입을 수밖에 없는 상처를 입는 것일 뿐이다. 이런 상처는 예방과 치료가 모두 가능하다.

자각을 강화하고 자신의 영혼을 보호하는 노력을 시작하기에 앞서 제일 먼저 스스로에게 물어봐야 할 중요한 질문이 있다. "나는 내 직업이 건강, 인간관계, 인생관, 삶의 질 등 나와 내 삶에 어떤 식으로든 부정적인 영향을 미쳤다고 생각하는가?" 그리고 뒤이어 두 개의 부가적 질문이 따라온다. "나는 어떤 식으로 부정적인 영향을 받았는가?", "이제 내가 그것에 대해 어떤 행동을 취할 수 있는가?" 나는 수백 명의 최초대처자들에게 정서적 생존 강의를 하면서 이런 질문을 던져보았다. 그런데 지금까지 업무로 인해 받은 부정적인 영향이 조금도 없다고 하는 사람을 한 사람도 만나보지 못했다. 신입 대원으로 아직 수습 기간을 거치고 있는 사람이든, 25년차 베테랑이든 간에 이 질문에 대한 대답은 똑같았다. 이들은 모두 침울한 목소리로 그렇다고 대답했다. 이런 점을 알면서도 당신은 그냥 이 사실을 무시하고 자신을 운명에 내맡길 생각인가? 아니면 마음을 굳게 먹고 최초대처자답게 행동에 나서서 문제를 해결하고, 업무의 본질적 특성 때문에 삶의 질이 떨어지는 것을 막아낼 것인가?

앞으로 이어질 장에서 상세히 설명하겠지만 경력을 쌓아가는 도중에 경험하게 될 고통, 괴로움, 정서적 외상을 개인적 문제로 국한시키려는 경향을 최소화하는 효과적인 방법이 있음을 알아야 한다. 그렇지 않고서는 당신의 영혼에 심각한 문제가 있음을 말해주는 아홉 가지 경고신호에서 비롯되는 고통에 극단적으로 취약해질 것이다.

자각 질문

업무가 자신의 건강, 인간관계, 인생관, 삶의 질에 부정적인 영향을 미쳤는지, 미쳤다면 어떻게 미쳤는지 스스로에게 물어보았다면 다음 단계는 그런 부정적인 영향을 어떻게 완화할 수 있을지 결정하는 일이다. 이 책 전체에서는 각 장이 끝날 때마다 몇 가지 질문들이 제시되어 있다. 이 질문들을 마음에 새기고 한 번에 하나씩 천천히 생각해보자. 그리고 이것을 이용해 자신의 영혼이 필요로 하는 것이 무엇인지 확인해나가자. 그래야 비로소 당신은 그런 필요들을 충족시킬 방법을 찾아낼 수 있을 것이다. 먼저 첫 번째 질문에 대해 생각해보자.

:: 당신은 상실, 고통, 괴로움, 무기력감에 어떻게 대처하십니까? 어떤 방법이 가장 효과적입니까? 시도해볼 다른 방법으로는 무엇이 있습니까?

:: 이 문제에 대해 한 번도 진지하게 생각해본 적이 없다면, 지금이 바로 생각해볼 시간이다. 정신적 외상의 영향을 완화하는 가장 좋은 방법 중 하나는 외상에 미리 대비하는 것이다. 괴로움, 상실, 고통, 무기력감에 어떻게 건설적으로 대처해야 하는지 모르겠다면 당신에게 효과적인 방법을 찾는 일부터 시작해야 한다. 현재 아무런 방법도 준비되어 있지 않다면 당신은 필연적으로 찾아올 수밖에 없는 도전에 대처할 적응 능력을 전혀 갖추지 못하고 있는 것이고, 결국 영혼이 무방비 상태로 노출되어 있다는 얘기가 된다. 괴로움, 상실, 무기력감에 대처하는 방법은 여러 가지가 있다. 그 방법은 2장에서 다루고 있다. 당신이 해야 할 일은 당신에게 유용한, 혹은 앞으로 유용해질 방법이 무엇인지 결정하는 것이다. 최초대처자의 업무에는 좌절감과 무기력감을 줄 수 있는 사건들이 넘쳐난다. 생명을 구하지 못하고, 아이를 보호하지 못하고, 범인을 미리 잡지 못해 또 다른 희생자를 낳고, 한 사람의 삶을 긍정적으로 바꿔놓지도 못하는 일이 태반이다. 만약 당신이 무기력감을 직시하고, 자신이 할 수 있는 일에는 한계가 있다는 사실과 타협하지 못한다면 업무가 당신을 좀먹고 말 것이다.

:: 장애나 다른 이유로 인해 갑자기 직업을 잃는다면 어떻게 삶을 꾸려나가시겠습니까? 예상치 못하게 이혼이나 사망으로 갑자기 배우자를 잃는다면 어떻게 하시겠습니까? 어떻

게 계속해서 삶의 목적을 찾고, 정신적·정서적 건강을 유지하시겠습니까?

:: 이 질문은 당신이 자신에게 가장 중요한 한 가지, 즉 당신이 경우에 상관없이 지켜야 할 삶의 목표에 초점을 맞출 수 있게 도우려고 만든 질문이다. 목표는 사람마다 다 다르지만 당신은 그 모든 도전, 상실, 정신적 외상에도 불구하고 남아 있을 내면의 핵심 목표를 잊지 않고 항상 거기에 집중하고 있어야 한다.

:: 통제력을 상실한 기분이 들 때 어떻게 대처하십니까? 혹시 자신의 삶에서 너무 많은 것을 통제하려 하지는 않습니까? 다른 사람과 사건을 통제하려는 노력이 당신의 인간관계와 삶의 질에 어떤 부정적인 영향을 미쳤습니까? 어떻게 하면 자신의 태도, 도덕성, 반응 방식 등 스스로 통제할 수 있는 자신의 문제에만 집중할 수 있겠습니까?

:: 최초대처자들은 혼란에 대처하고, 통제력을 잃은 사람을 처리하느라 하루를 보내는 경우가 많다 보니 시간이 지날수록 모든 사람과 상황을 통제하려고 드는 버릇이 생긴다. 집에서는 모든 사람의 문제를 해결해주어야 할 것 같고, 나와서는 모든 사람에게 이래라저래라 한마디라도 거들어야 할 것만 같다. 이 질문은 사람이 통제할 수 있는 것은 사실 자신의 태도, 반응 방식, 그리고 도덕성밖에 없음을 깨닫게 돕기 위한 것이다. 상황이나 사람에 대한 통제력을 잃었

을 때 자신이 거기에 개인적으로 어떻게 대처하는지 아는 것은 아주 중요한 교훈이다.

자각 증진 과정의 일환으로 주기적으로 자신의 배우자와 진지한 대화를 나누어야 한다. 적어도 1년에 한 번은 하자. 매년 취업 기념일마다 대화 시간을 마련하는 것도 좋겠다. 배우자에게 당신이 그동안 변하지는 않았는지, 업무가 당신에게 부정적인 영향을 미치고 있지는 않은지, 어떻게 하면 당신이 배우자와의 관계 개선을 도울 수 있을지 물어보자. "당신 무슨 일 있어요? 당신 내가 결혼했던 그 사람이 아니에요. 모르는 낯선 사람처럼 느껴진다구요." 이런 얘기가 나올 때까지 기다리지 말자. 배우자와 함께 정기적으로 이 책의 8장을 다시 읽어보면서 배우자가 최초대처자에게 든든한 버팀목이 되어줄 수 있는 모든 방법들을 다시 검토해보면 도움이 될 것이다.

최초대처자들은 모두 어떤 수준에서는 타인을 위해 희생하고, 또 자신을 필요로 하는 사람을 보살피고 있다. 너무 이상적인 얘기지만 누군가 자신을 필요로 하고, 수천 명의 사람이 자기에게 의지하고 있고, 또 자기가 생명을 위협하는 그 어떤 상황에도 대처할 수 있고, 어떤 위협이 가해지더라도 아랑곳하지 않고 열정적으로 봉사할 수 있다고 생각하면 영혼이 고양된다. 하지만 그렇게 영혼과 진심에서 우러나오는 봉사를 할 수 있으려면 당신의 영혼이 먼저 건강해야 한다. 최초대처자 각자의 마음속에 살아 있는 열정적이고 고귀한 봉사 정신을 우리는 반드시 인정하고, 보살피고, 발전시켜주어야 한다. 그래야만 최초대처자들이 일하는 내내 봉사에 대한 열정과 활력을 유지할 수 있다. 정서적 건강을 유지·증진할 수 있도록 필수 생존 원칙을 지속적으로 실천에 옮기다 보면 당신은 희망을 가질 수 있을 뿐 아니라, 당신의 정신과 육체와 영혼의 생존을 도모하여 항상 자신을 필요로 하는 사람들 곁에 서 있게 될 것이다.

2장
영적 건강을 위한 스물다섯 가지 원칙

우리는 깊은 나락으로 들어가야 삶의 보물을 발견할 수 있다.
당신이 발을 헛디딘 곳, 그곳에 바로 당신의 보물이 묻혀 있다.

_ 조지프 캠벨(Joseph Campbell)

지원 병력이 도착하기를 기다리는 동안 로렌스 경관은 문이 닫힌 상점 건물 뒤쪽을 더 잘 볼 수 있도록 주차된 차를 돌아 조용히 기어갔다. 시간은 새벽 2시. 아주 춥고, 짙은 안개가 껴 있었다. 상점에 설치된 묵음 경보기가 켜졌고, 로렌스 경관은 건물 안쪽에서 무언가 깨지는 소리가 들린 것 같았다. 그는 권총으로 손을 뻗어 차갑고 축축한 쇳덩어리를 움켜쥐었다. 사람이 없는 쇼핑몰에는 소름 끼치는 정적이 감돌았다. 로렌스 경관은 얼굴에 맺힌 이슬이 코에서 방울져 떨어지는 소리도 들을 수 있을 것 같았다. 그 순간 뒷문이 천천히 열리면서 머리 하나가 나왔다가 다시 들어갔다. 로렌스 경관의 심장이 방망이질을 시작했다. 그는 왼쪽 눈을 감고 총을 조준했다.

　온통 검은 옷으로 차려입은 한 남자가 건물에서 나왔다. 로렌스 경관이 그 남자를 향해 소리쳤다. "경찰이다. 움직이지 마!" 절도범이 돌아서더니 로렌스 경관을 향해 총을 몇 발 쏘았다. 그중 두 방이 로렌스 경관의 머리를 아슬아슬하게 비껴나갔다. 로렌스 경관은 몸을 숙였다가 다시 일어서서 세 발을 쏘았다. 절도범은 그 자리에서 쓰러졌다. 두 발은 가슴에, 한 발은 이마에 명중했다. 로렌스 경관은 사내가 마지막으로 몇 번 숨을 몰아쉬다가 조용해지는 모습을 지켜보았다. 사방이 피바다였다. 피는 거품을 내며 바닥으로 흘러내려 시체 주변에 고이고 있었다. 차가운 밤공기를 뚫고 뜨거운 피에서 김이 올라오고 있었다. 로렌스 경관의 머릿속에 영원히 각인될 장면이었다.

　그 후로 몇 주 동안 로렌스 경관은 눈이 가는 곳마다 피가 보였다.

저녁에 집에 돌아오면 다섯 살 난 아들의 얼굴에서 피가 흘러내렸고, 가족이 함께 모여 식사를 하는 동안에는 갑자기 식탁 위로 피가 흘러나오기도 했다. 샤워를 하는 동안 배수구로 피가 빠져나가는 모습이 보였고, 잠든 아내를 보고 있으면 아내의 머리 주변으로 피가 고이기도 했다. 로렌스 경관은 이런 위기 상황에서 발생하는 악영향에 전혀 대비가 되어 있지 않았다. 그는 자기가 정신을 놓게 될까 두려워졌다.

로렌스 경관은 경찰서 정신건강증진 프로그램의 일환으로 EMDR (eye movement desensitization and reprocessing therapy, 안구운동 민감소실 및 재처리 요법, 5장에서 설명한다)이라는 외상 후 스트레스 장애 치료를 배웠다. 그리고 불과 두 번의 치료 만에 피의 환영을 두 번 다시 경험하지 않게 됐다. 그날 밤 로렌스 경관은 영혼에 큰 타격을 받기는 했지만 EMDR 치료법이 그의 정신건강을 구원해주었고, 결국 그는 그 사건을 잘 처리해서 훌훌 털어버릴 수 있었다.

일반적인 믿음과는 달리 응급 최초대처자는 천하무적이 아니다. 우리도 때로는 두려움과 무기력에 빠진다. 심적 고통을 겪고, 남들처럼 피도 흘린다. 우리 직업군에서 영적 건강이라는 개념은 비교적 최근에 등장했지만 자신의 영혼을 돌보고, 보호하고, 지탱하는 법을 배우는 것은 생존에 너무나도 중요한 부분이다. 여기 스물다섯 가지 정서적 생존 원칙과 정신건강증진의 원칙을 소개한다. 이것들 모두 적응 능력을 키우고, 스트레스를 완화하고, 정신적 외상에 효과적으로 대처하는 방법을 준비하고, 전반적인 건강을 증진하는 데 도움이 되는 것들이다.

당신은 당신이고, 일은 일이다

최초대처자라는 일은 당신의 본질이 아니라 당신이 생계를 위해 임시로 하게 된 일에 불과함을 명심하자. 생계유지를 위해 하는 일이 결코 그 사람의 본질이 될 수는 없다. 오히려 자기가 어떤 사람이고, 성격은 어떻고, 타인의 삶에 어떤 영향을 미치고 있는가 하는 부분들이 그 사람의 본질이라 할 수 있다. 자기 시간의 대부분은 자신의 본질을 계발하고, 삶에서 가장 중요한 사람들과의 관계를 유지하면서 자신의 영혼을 돌보는 일에 투자되어야 한다. 사람의 인생 대부분은 그 삶을 가장 가치 있게 만들어주는 존재, 일에서 물러난 이후에도 오래도록 당신 곁에 머물러줄 존재에게 투자되어야 마땅하다.

경찰관, 소방관, 특히 군인들은 어린 시절부터 그 일을 꿈꾸어 왔던 사람이 많고, 그래서 자신의 일에서 어마어마한 만족과 보람을 느낀다. 적어도 처음에는 그렇다. 하지만 일이 곧 자신의 삶이라 인식하게 되면 큰 실망과 좌절, 절망에 빠질 조건이 마련되고 만다. 최초대처자들은 부상으로 인해 직장을 잃을 위험을 항상 안고 있다. 다른 대부분의 직업보다 그 위험이 크다. 당신이 일을 곧 자신의 삶이라 바라보게 되면 직장이 끝날 때 자신의 삶도 함께 끝나버리게 된다. 슬픈 일이지만 삶이 정말 말 그대로 끝나버리는 경우도 너무 많다.

미리 계획하자

교대 근무 시간이 끝나거나 하루 근무가 끝나기 전에 배우자, 자녀, 친구들과 함께 어울릴 활동을 미리 계획해놓자. 그들과 함께 보내는 시간을 최우선으로 해야 한다. 계획들을 글로 적어놓자. 그렇지 않으면 실천에 옮기지 못할 가능성이 크다. 당신이 사랑하는 사람들에게 그들이야말로 당신의 하루하루에서 가장 소중한 존재임을 보여주려고 의식적으로 노력해야 한다. 최초대처자가 은퇴하고 나서 가장 크게 후회하는 것 두 가지가 있다. 하나는 '아이와 배우자와 좀 더 시간을 많이 보냈으면 좋았을 것을' 하는 후회이고, 또 하나는 '이런저런 활동을 열심히 해서 건강을 유지했더라면 좋았을 것을' 하는 후회다.

자기가 좋아하는 일을 하자

스포츠, 운동, 취미, 독서, 건강한 유흥, 여행, 자원봉사 활동, 애완동물 키우기, 자연에서 시간 보내기, 가족이나 직장 외 친구들과 시간 보내기 등 최초대처자가 되기 전에 즐겁고 재미있게 했던 일을 계속해서 이어가자. 당신의 영혼에 활력을 불어넣어 주는 활동이면 무엇이라도 좋다. 대부분의 최초대처자는 최초대처자가 되기 이전보다 텔레비전을 보거나 컴퓨터를 하면서 보내는 시간이 더 많아진다. 이런 것만 하다 보면 점점 사람들과 단절되고, 영혼을 가꾸어줄 생산적이고 유익한 활동으로부터도 멀어진다.

신앙생활을 꾸준히 하자

신앙이 있는 사람이라면 그것을 소홀히 해서는 안 된다. 최초대처자들은 일반적으로 일을 시작하고 처음 몇 년이 지나면 점점 교회에도 안 나가고 신앙생활도 위축되는 경향을 보인다. 종류에 상관없이 신앙생활이나 영적 수행은 긍정적이고 의미 있는 인생관을 유지하는 데 막강한 힘이 되어줄 수 있다. 내 삶에서 정신건강을 유지하는 데 가장 효과적인 방법을 딱 하나 들라면 그것은 바로 신앙이었다. 신앙은 25년 동안 법을 집행하는 과정에서 찾아오는 급성 스트레스와 정신적 외상에도 내 영혼이 정서적으로 생존할 수 있게 해주었다. 신앙은 최초대처자가 업무의 진정한 목적과 그 고귀함에 집중할 수 있게 도와준다. 의미 있는 신앙생활을 하면 냉소, 분노, 자기 파괴, 부정적 사고, 무기력, 절망에 빠지지 않는 데 큰 도움이 된다. 신앙생활은 업무 과정에서 경험하는 악영향을 상쇄해주고, 긍정적인 적응 메커니즘을 부여해준다.

ㅡ 연민의 마음으로 봉사하자

연민이 담긴 마음을 표현하고 그런 마음으로 봉사할 방법을 찾아보자. 봉사의 좋은 점은 살아 있는 기분, 도움이 되는 사람이라는 기분을 느끼게 해준다는 점이다. 인생에서 가장 의미 있는 것은 눈으로 보거나 손으로 만질 수 있는 것이 아니다. 오직 마음으로만 느낄 수 있다. 연민 어린 마음으로 하는 봉사는 우리가 이기심을 내려놓고 타인에게 좀 더 유용한 사람이 되게 해준다. 우리가 이기심을 버리고 친절과 봉사의 정신으로 자신의 일부를 타인에게 내어준다면 삶과 일에서 더 많은 의미와 목적, 그리고 기쁨을 경험하게 될 것이다.

타인에게 유용하고 도움이 되는 사람이라는 사실만으로도 우리의 영혼은 풍요로워진다. 우리는 연민 어린 마음으로 자신의 일부를 내어줄 수 있는 방법을 항상 찾아보아야 한다. 그렇게 해서 타인의 필요를 채워주고, 도움과 용기를 주고, 가능한 방법을 찾아 도와야 한다. 활력이 넘치는 응급 최초대처자는 마음에서 우러나오는 행동을 통해 문제를 해결하고, 궁지에 몰린 사람을 돕고, 세상과 가정·지역·직장을 더 나은 곳으로 만들 수 있다. 당신이 배우자, 자녀, 지역 공동체, 직장 동료들로부터 원하는 것보다 그들이 당신에게 원하는 것이 무엇인지에 초점을 맞추는 것이 중요하다.

_ 타인과 활발하게 교류하자

타인을 이롭게 하는 사회운동이나 활동에 능동적으로 참여하자. 그렇게 하면 비슷한 관심사를 가진 사람들과 활발한 교류가 가능해지고 자신의 삶에 의미를 더할 수 있다. 이런 활동은 사람들과 관계가 단절되어 고립되는 것을 막아주는 효과도 있다. 고립과 관계의 단절은 업무로 인해 부정적인 영향을 받고 있다는 첫 번째 징조 중 하나임을 명심하자.

_ 자각 연습을 지속하자

자각은 계속 진행되어야 하는 과정이다. 정기적으로 자신의 내면을 평가해보자. 업무를 하는 동안 당신은 어떻게 변해왔는가? 당신이 최초대처자가 된 이후로 행동과 관련해서 염려스러운 부분이 있다면 배우자와 가족들에게 툭 터놓고 말해달라고 하자. 가족들이 먼저 다가와 얘기를 꺼내지 않더라도 당신이 먼저 다가가 자신이 어떻게 변해왔는지 물어보고, 그들의 대답에 귀를 기울이자.

의미와 목적을 찾자

자신의 삶에 의미와 목적을 부여해주는 것이 무엇인지 판단해보자. 당신에게 희망과 위안, 그리고 행복을 안겨주는 것은 무엇인가? 당신의 윤리와 영적 가치관은 무엇인가? 당신은 어떻게 균형 잡힌 시각을 유지하고 자신의 삶에서 가장 소중한 사람들과의 관계를 유지하는가? 인간관계의 질을 개선하기 위해 당신은 어떤 방식으로 노력하고 있는가? 또는 어떤 식으로 그런 인간관계를 해치고 있는가? 당신의 삶에서 가장 의미 있는 사람들에게 당신이 그들을 소중하게 여기고 있음을 어떤 식으로 보여주고 있는가? 자신의 영혼을 어떤 식으로 돌보고 있는가? 혹시 술을 마실 때 그것이 필요하다는 느낌이 들어서, 혹은 필요하다고 믿어서 술을 마시는가? 당신이 책임져야 할 사람이나 일은 무엇이고, 그런 의무를 어떻게 흔들림 없이 충족시키고 있는가? 당신은 지금 자신의 모습에 만족하는가? 당신의 양심은 평화로운가? 자신을 좀 더 나은 사람으로 만들기 위해, 자신의 영혼에 생명을 불어넣기 위해, 그리고 자신의 성격과 삶의 질에 더 큰 만족을 느끼기 위해 당신이 선제적으로 할 수 있는 일은 무엇인가?

잠은 소중하다

거르지 않고 꾸준히 잠을 잘 잘 수 있어야 한다. 앞에서도 나왔지만 하버드대학교 의대의 한 연구에 따르면 치안 담당 경찰관 중 40퍼센트가 수면장애에 시달린다고 한다. 거기에 덧붙여 이 연구에서는 5,000명의 경찰관 중에 86퍼센트가 하루에 4~6시간밖에 자지 못하는 것으로 나왔다. 하루 수면 시간은 8시간은 못 되더라도, 최소 7시간은 돼야 한다. 잠을 충분히 못 자면 기분이 안 좋아지고, 기민함도 떨어지고, 의사 결정 능력에도 문제가 생길 수 있다. 그리고 업무 수행 능력이 저하되고 심각한 정서적·신체적 문제를 야기할 수 있고, 집중력 및 전반적인 사고력의 저하가 일어날 수도 있다. 연구에 따르면 18시간을 계속 깬 상태로 있는 것은 혈중 알코올 농도 0.08퍼센트와 같은 영향을 미친다고 한다.

_ 꾸준히 운동을 하자

운동을 꾸준히 하면 자기 파괴적 행동과 거리를 둘 수 있다. 내가 경험한 바로 경찰관들은 (그리고 다른 최초대처자들도) 경력이 쌓임에 따라 운동 수준이 낮아지는 경향이 있다. 하루에 적어도 30분, 일주일에 세 번 내지 네 번 정도로 한결같은 운동 수준을 유지하는 것이 필수적이다. 이렇게 함으로써 스트레스를 크게 줄이고, 부상 가능성도 줄이고, 적응 능력을 향상시킬 수 있다. 꾸준한 운동은 심장마비나 2형 당뇨병에 걸릴 확률을 58퍼센트나 줄여준다. 또한 업무를 하지 않는 시간에는 긴장감을 풀어 주고 잠도 잘 오게 해줄 뿐만 아니라, 대사율을 높여 체중 증가를 막아주는 역할도 한다. 규칙적인 운동은 건강, 기분, 안녕에 절대적으로 중요하다.

라 메사 경찰서의 안젤라 데사로 경위는 운동을 통해 삶이 바뀌었던 경험에 대해 이렇게 회상한다.

5년 동안 순찰 업무를 맡고 난 후에 저는 폭력범죄 전담 형사로 선발되어 곧 첫 번째 살인 사건을 맡게 됐습니다. 마흔여섯 살의 마약상이 잔인하게 칼에 찔려 죽은 사건이었어요. 그 남자는 목이 귀에서 귀까지 벌어져 있었죠. 그 남자를 부검하고 있는데 곁눈질로 보니 옆 탁자에서 여자 아기의 시신을 작은 시신 보관용 가방에서 꺼내더군요. 유아돌연사증후군으로 사망한 아기였습니다. 그렇지 않다는 것을 알면서도 자꾸만 그 아기가 그냥 평화롭게 잠들어 있는 것처럼 보이더군요. 아기의 예쁘고 부드러운 눈썹이 생각납니다. 사람들이 아기의 가슴을 자르고 심장과 다른 기관들을 꺼냈습니다. 저는 아기를 쳐다보지 말라고 계속해서 저를 타일렀죠. 그런데 도저히 눈길을 돌릴 수가 없었습니다. 검시관이 전기톱으로 아기의 머리를 열어 작은 뇌를 꺼내는 모습을 계속 지켜보았습니다. 도무지 눈을 뗄 수가 없었어요. 저는 계속해서 그 모습을 지켜보며 정신이 마비되는 기분을 느꼈습니다.

그해 말 즈음에 저는 수사하고 있던 폭력 사건 몇 건을 놓치고 말았습니다. 체중은 11킬로그램이나 불었고, 식사는 부실해지고, 술도 너무 많이 마셨습니다. 그리고 잠자리에 들려면 항히스타민제와 술을 마셔야 했죠. 아기의 예쁘고 부드러운 눈썹이 머릿속에서 저절로 사라지지는 않더군요. 저는 업무로 인해 우울해지고, 진이 빠지고, 완전히 소모되어버린 기분이 들었습니다. 경찰관이 된 지 고작 6년도 안 됐는데 벌써 과부하에 걸려버린 겁니다. 사진 속의 나를 알아보지 못하겠더군요. 몸이 무거워진 느낌이었습니다. 단순히 체중이 늘어서 그런 것은 아니었죠. 마음도 믿기 어려울 정도로 무겁게 느껴졌습니다. 저는 스포츠를 즐기면서 자라서 평생 건강했어요. 그

전까지만 해도 말이죠. 그런데 이렇게 변하고 나니 침대에서 일어나려고 하면 뱃살의 무게가 느껴졌습니다. 자리에서 일어나려면 몸을 굴리면서 반동을 이용해야 했어요. 5년 동안 쌓아온 인간관계도 곧 끝장나고 말았죠. 제 내면이 죽어버린 것처럼 느껴졌어요. 그냥 기계적으로 몸뚱이만 움직이고 있는 듯했죠. 내가 너무나 사랑했던 일이 내 육신과 영혼에서 천천히 생명을 앗아가고 있었습니다.

대체 내게 무슨 일이 일어났던 것인지, 대체 무엇이 그런 변화를 불러온 것인지는 알 수 없지만, 그냥 어느 날 아침 잠에서 깨면서 이대로는 안 되겠다는 각오가 생겼어요. 제 생각에는 당시 내 모습이 아버지가 길러주신 모습과는 너무도 달라졌다는 것을 깨달은 것이 아닌가 싶습니다. 저는 원래 투사 기질이 있어요. 잃어버린 내 모습을 다시 찾아야겠다 싶었죠. 1년 계획을 잡고 42.195킬로미터 풀코스마라톤 훈련을 시작했습니다. 그리고 훈련 과정의 일환으로 하프마라톤도 달리기 시작했죠. 불었던 11킬로그램의 체중을 뺐습니다. 체력이 다시 돌아오고, 근육도 예전처럼 선명해지는 것이 느껴지더군요. 내 정신, 육체, 영혼이 완전히 달라졌습니다. 나는 오롯이 나에게 속한 무언가에 다시 한 번 열정이 불타올랐어요.

첫 마라톤은 제가 해본 일 중에 제일 힘들었습니다. 풀코스마라톤 마지막 10킬로미터 구간에서는 사람의 마음이 어둠 속을 헤매게 돼요. 그것은 내 삶에서 육체적·정신적으로 가장 큰 도전이었고, 영적으로는 더더욱 위대한 여정이었죠. 달리기가 저를 바꾸어놓았습니다. 마라톤은 인생과 비슷합니다. 마라톤을 완주하고 나니 세상에 내가 이루지 못할 일, 내가 극복하지 못할 일은 없다는 생각이 들더군

2장 영적 건강을 위한 스물다섯 가지 원칙

요. 달리기가 제 목숨을 구해주었습니다. 지금까지 저는 하프마라톤을 20회 이상 뛰었고, 풀코스마라톤은 4회 뛰었습니다. 달리기는 제 삶에 균형을 찾아주었어요. 달리기는 내 감정의 분출구이자, 일을 잊고 몰입할 수 있는 열정이죠. 저와 같은 일을 하는 사람들은 모두 이런 것이 필요합니다.

여러 해에 걸쳐 저는 동료들의 마라톤이나 하프마라톤 훈련을 도왔습니다. 훈련 프로그램에 열심인 사람들에게는 제가 함께 훈련하면서 용기를 북돋아주겠노라고 약속했죠. 지금까지 일곱 명에게 하프마라톤 훈련을 시켰습니다. 그중에는 경사 한 명, 지령요원 두 명, 경찰관 세 명, 경찰서 예배당 목사님도 한 명 있어요. 이 사람들은 달리기 훈련을 받으려는 이유가 제각각 달랐죠. 하지만 자신을 탐구하고, 성장하고, 치유할 수 있는 기회만 생긴다면 달리려는 이유는 중요하지 않습니다. 달리면서 지구력과 힘을 기르는 동안 자신감, 정신적 강인함, 그리고 업무에 따르는 정신적 외상과 스트레스를 상쇄해줄 소중한 경험도 함께 쌓여가죠.

통제하려는 마음을 내려놓자

자신이 통제할 수 있는 것만 통제해야 한다. 그것만으로도 스트레스가 엄청나게 줄어든다. 당신의 삶에서 당신이 통제할 수 있는 것은 자신의 도덕성, 태도, 열정, 반응 방식, 성실성, 직업의식 같은 것뿐이다. 그렇지 않고 다른 상황이나 다른 사람을 통제하려고 들면 결국은 거꾸로 당신이 통제를 당하게 되고, 심한 경우에는 그로 인해 업무 능력이 손상을 입을 수도 있다.

_ 영양이 풍부한 식단을 챙기자

건강에 좋고 영양도 풍부한 식단을 유지하자. 음주는 조심해야 한다. 앞에서도 얘기했지만 술을 마시는 최초대처자들은 일반 대중보다 알코올 남용의 위험이 훨씬 높다. 에너지 음료나 다른 카페인 음료도 과용하지 않도록 주의해야 한다. 수면의 질에 부정적인 영향을 미치기 때문이다.

_ 인성을 기르자

한 사람의 인성은 그 사람의 도덕성, 신뢰성, 헌신성, 열정, 근면성, 이타심 등과 관련되어 있다. 사람의 인성은 언제라도 개선이 가능하다. 자신의 인성을 기르기 위해 매일매일 노력하자.

_ 감사하는 마음을 가지자

세상에는 감사해야 할 일이 정말 셀 수 없이 많다. 이런 것들을 자주자주 의식적으로 떠올리다 보면 당신의 영혼을 망쳐놓는 모든 것에서 자연스럽게 빠져나오게 된다. 항상 감사하는 마음을 가지면 긍정적인 마음을 유지하는 데 도움이 되고, 문제에 좀 더 효과적으로 대처할 수 있게 된다. 감사하는 마음은 당신에게 가장 큰 의미가 있는 사람들과의 관계를 유지하고 치유하는 데도 도움이 된다.

_ 겸손하자

겸손한 마음을 갖자. 세상에는 당신이 지금까지 만나본 최초대처자들보다 훨씬 더 많은 최초대처자들이 있고, 그들로부터 배울 수 있는 것은 무한하다. 지속적인 개선과 성장 없이는 뛰어난 실력을 기를 수 없다. 어떻게 하면 더 효과적인 업무가 가능할지, 어떻게 하면 동료·부서·지역사회에 더 도움이 되는 존재가 될 수 있을지 고민하면서 언제나 업무에 대해 더 많은 것을 배우려 노력하자.

늘 학습의 기회를 찾는 것은 바람직한 일이지만, 자신이 아는 내용을 타인에게 전달하려는 노력 역시 게을리해서는 안 된다. 지식과 경험을 자기 혼자만 간직해서는 소용이 없다. 지식과 경험의 진정한 영향력과 효과는 타인에게 무엇을 전달하였느냐, 그리고 처음 고용되었을 때보다 자신이 속한 기관과 그 기관에서 제공하는 전문 서비스의 수준을 올려놓기 위해 무엇을 하였느냐로 결정된다.

겸손한 마음은 다른 사람들을 앞에서 이끌고 타인에게 영향을 미칠 수 있는 커다란 힘을 부여해준다. 그리고 사람의 영혼에 평화를 가져다준다. 겸손하면서 타인의 일에 진심으로 관심을 가져주고, 언제나 자기를 발전시키고 학습할 기회를 찾아다니고, 다른 사람이 알아주지 않아도 신경 쓰지 않는 사람이 있다면 사람들은 자연히 그런 사람 주변으로 모이게 되어 있다.

_ 언제나 학생의 자세로 임하자

배움에는 진리 탐구, 정직, 좋은 의도로 타인에게 긍정적인 영향을 미치려는 열망 등이 필요하다. 배움에는 또한 긍정적이고, 건설적이고, 창조적인 생각을 유지하기 위한 노력도 필요하다. 당신이 경험하는 모든 것은 좋은 것이든 나쁜 것이든 처음에는 하나의 생각이었다. 자신의 생각을 긍정적이고 창조적으로 유지하는 법을 배움으로써 긍정적으로 변화하고 주변 환경에 영향을 미칠 수 있는 내면의 힘을 일깨울 수 있다.

_ 사람들과 소통하자

당신의 경험과 걱정, 아니면 그저 그날에 일어났던 일 등을 함께 얘기 나눌 수 있는 누군가가 반드시 있어야 한다. 모든 사람은 사회적 동물이다. 사회적 동물은 타인과의 교류를 통해 정보를 교환함으로써 번성한다. 특히나 최초대처자들은 위기 상황, 스트레스, 정신적 외상 등의 처리를 비롯해 자신의 내면에 담긴 것은 무엇이든 밖으로 표현할 수 있는 배출구가 필요하다. 그런 경험들을 혼자서 속에 담아두고 있으면 불안, 우울증, 두려움, 사랑하는 사람들과의 거리감 등을 키울 뿐이다. 동료와 소통하든 친구, 배우자, 치료사, 지원 모임(support group) 사람들과 소통하든 영혼의 건강을 유지하는 데는 지속적이고 신뢰할 수 있는 소통이 필수라는 것을 알게 될 것이다.

_ 목표를 설정하자

합리적이고 달성 가능한 직업인으로서의 목표와 개인적 목표를 수립하자. 당신이 매일매일 노력할 수 있는 단기, 중기, 장기 목표를 설정하라. 그렇게 하면 일과 생활이 침체되는 것을 막을 수 있다. 항상 자신이 나아갈 목표를 설정하도록 하자.

라 메사 경찰서의 그레그 런지 경사는 자신의 인생 계획 원칙에 대해 다음과 같이 얘기한다.

우리는 천성적으로 좀 더 나은 사람이 되길 바라고, 직업 생활과 개인 생활에서 자신을 위해 무언가 좀 더 나은 일을 하고 싶고, 자기 삶의 방향에 대해 만족을 느끼길 바랍니다. 저는 '삶의 계획'이라고 하는 원칙을 사용합니다. 새해를 맞이할 때마다 이 계획을 다시 평가하고 조정하죠. 제 삶의 계획은 그냥 마지못해 세웠다가 얼마 못 가 흐지부지되어버리는 새해 계획이 아닙니다. 육체적으로, 정신적으로, 경제적으로, 영적으로 구체적인 목표를 세우고 꼬박 1년을 그 목표에 헌신하겠다는 다짐입니다. 제 목표는 연말까지 성취하겠다고 바랐던 일을 반드시 달성하는 것이라기보다는 내 삶의 계획을 실천하기 위해 매일매일 무언가 긍정적인 일을 하려고 노력하는 자세를 유지하는 것입니다.

마음 한구석에 여러 가지 목표, 과제, 하려고 했던 일들이 길게 나열된 목록이 하나쯤 들어 있지 않은 사람은 없다고 해도 무방하지 않을까 싶습니다. 생각했던 대로 모두 완수되었다면 우리 어깨에서 상당한 정서적·심리적 무게를 덜어내 주었을 그런 일들의 목록이죠. 나이가 들수록 이 목록은 점점 더 길어지는 것 같습니다. 그리고 해가 가고 또 가도 목록을 줄일 짬이 도저히 나질 않습니다. 별것 아닌 일도 그렇습니다. 시간이 없으니 2주일만 미뤄두었다가 시간 날 때 하자 싶었는데, 결국에는 몇 년이 지나도록 손을 못 대죠. 한가한 시간은 결코 찾아오지 않는 것 같습니다.

때로는 그 일이 신체 건강과 관련된 것일 수도 있습니다. 전반적으로 건강을 끌어올리자거나, 체중을 얼마만큼 줄이자거나, 하프마라톤을 어느 기록 안으로 완주하자거나, 미뤄왔던 병원 치료나 치과 치료를 받자거나 하는 것들이죠. 아니면 경제와 관련된 일일 수도 있습니다. 신용카드 빚을 다 갚자거나, 어느 액수만큼 저축을 하자거나, 퇴직연금 납입금을 올리자거나, 아이들을 위해 교육비 저축 계좌를 만들자거나 하는 것들이죠. 은퇴가 가까운 사람들은 퇴직 후에 경제생활이 어떨지 감을 잡기 위해 전문가와 상담을 받아보아야 하는데 그 일을 미루고 있는 중일 수도 있죠.

아주 큰 과제들 중에서는 정의하기가 정말 어려운 것들도 있습니다. 이런 인생의 목표들은 지극히 개인적인 의미가 담긴 것이라 해마다 우리의 어깨를 무겁게 짓누르고, 실천에 옮기기도 가장 어려운 것들입니다. 친구나 가족과 나누고 싶은 이야기가 있는데 차마 꺼내지 못하고 있지는 않습니까? 과거에 일어났던 어떤 일 때문에 정서적으로 타격을 입어서 누군가, 어쩌면 심리 전문가와 거기에 대해 이야기를 나눠보아야 한다는 생각이 들지 않나요? 혹은 가족, 친구, 직장 동료와 관계가 틀어져서 관계를 회복하고 싶은 경우는 없습니까? 새로 도전하고 싶은 취미가 있는데 차마 용기가 나지 않아 못 하고 있지는 않습니까?

다음으로는 정신적·영적 목표가 있습니다. 새로운 분야를 공부한다거나, 읽고 싶었던 책을 읽는다거나, 성격을 고치고 싶다거나, 건강한 영혼을 갖고 싶다거나 하는 것들입니다.

이 목록에는 온갖 것들이 들어갈 수 있고, 사람들마다 목록의 내용도 다를 것입니다. 자신의 목록을 만들 때 가장 중요한 점은 삶의 계획을 정확히 짚어내는 것입니다. 완수하고 나면 자기 삶에 더 큰 만족을 줄 것이 무엇인지 찾아내는 것이죠. 삶의 계획에서 의미 있는 진전을 이룰 수 있는 가장 좋은 방법은, 자신의 삶에서 그 해에 집중하고 싶은 두세 개 정도의 분야를 고른 다음 각각의 분야별로 매일 노력할 한두 개 정도의 과제를 정하는 것이 아닐까 싶습니다. 그 해의 삶의 계획을 달성 가능하고 타당한 것으로 설정해놓아야 합니다. 그러고 나서 계획을 글로 적으세요(다이어리를 이용하는 것이 제일 좋습니다). 타당한 목표와 마감일을 설정해서 이것이 점점 성공을 향해 당신을 압박하게 만드세요. 이것이 그 해의 삶의 계획이 됩니다. 계획표를 확인하면 자신이 어디까지 왔는지, 성공한 부분은 무엇이고 차질이 생긴 부분은 무엇인지, 그리고 모두 완수된 항목은 무엇인지 확인할 수 있습니다. 완수된 항목은 목록에서 하나씩 지워나갑니다.

성격을 고치고 영혼의 건강을 증진하는 것과 관련된 삶의 계획에서는 당신이 그 해에 더욱 개선하고 싶은 자신의 성격이나 장점을 일곱에서 열 가지 정도 목록으로 정리하면 도움이 됩니다. 그 다음에는 하루 동안 한 가지 항목을 대상으로 노력합니다. 그리고 다음 날에는 그 다음 항목으로 옮겨 갑니다. 이렇게 목록에 들어 있는 항목을 한 번에 한 가지씩 교대하면서 진행합니다. 모든 항목을 마무리하고 나면 다시 처음으로 돌아가서 새로 시작합니다. 1년 동안 이런 식으로 계속 이어갑니다.

이 목록에 담을 수 있는 성격이나 장점으로는 인내심 기르기, 분노 내려놓기, 더 긍정적으로 생각하고 말하기, 배우자와 타인에게 좀 더 도움이 되기, 더 정직해지기, 부정적인 생각 안 하기, 시간 낭비하지 않기, 더 감사하는 마음 갖기, 더 겸손한 마음 갖기 등을 비롯해서 당신이 개선하고 싶은 성격이면 무엇이든 가능합니다. 미국 역사상 가장 위대한 지성 중 한 명이었던 벤자민 프랭클린은 스무 살의 나이에 자신이 고치고 싶은 열세 가지 성격을 목록으로 작성한 다음 평생을 거기에 힘썼습니다. 그의 삶의 계획에는 중용, 공평, 진실됨, 평화, 겸손, 순결, (습관, 생각, 육신의) 청결, 근면(시간을 낭비하지 말 것), 침묵, 자제, 정돈, 굳은 결의, 검소 등이 들어 있었습니다.

이 일의 목표는 자신을 개선하는 일을 멈추지 않고 이어가는 것입니다. 한 해가 마무리되었을 때 삶의 계획이 원했던 대로 모두 마무리되지 않았을지는 모르지만 중단 없는 노력 덕분에 분명 그런 목표에 더욱 가까워졌을 것입니다.

의지를 단련하자

삶에서 좀 더 낫고 긍정적인 선택을 할 수 있도록, 그리고 자신의 습관을 개선하고 부정적이고 해로운 습관을 좀 더 긍정적인 습관으로 대체할 수 있도록 스스로를 단련하자. 자신을 표현할 수 있는 최선의 방법을 선택하자. 의지를 단련하는 연습으로는 지속적으로 다짐과 목표를 실현하는 것, 모든 면에서 정직해지는 것, 법적·도덕적·윤리적 의무에 부끄럽지 않게 사는 것 등이 있다.

올바른 동기를 갖자

자신에게 물어볼 수 있는 질문 중 가장 의미 있는 것은 "왜?"라는 질문이다. 무언가를 하는 이유, 즉 무언가를 하거나 말하는 동기 뒤에 숨어 있는 진짜 이유를 보면 당신의 진정한 인품과 영혼을 알 수 있다. 당신의 동기가 선하거나 고귀하고 사심 없이 이타적이지 않다

065

2장 영적 건강을 위한 스물다섯 가지 원칙

면, 당신은 이기적 자아에게 휘둘리고 있는 것이다. 올바른 동기를 단련함으로써 당신은 타인과의 관계, 영혼의 건강, 삶의 질을 크게 개선할 수 있다.

_ 내려놓는 법을 단련하자

이것은 자신이 스스로를 부정적인 생각 및 감정과 얼마나 동일시하고 있는지 깨닫고 그것을 내려놓는 법을 배우는 연습이다. 자신이 부정적 기분을 느끼고 있음을 깨달을 때마다 그것을 좀 더 긍정적인 기분으로 대체하려 노력해야 한다. 분노, 슬픔, 질투, 부러움, 상처받은 기분, 복수심, 용서하지 못하는 마음 등의 부정적 감정은 당신의 영혼을 무겁게 짓누르고 당신의 에너지를 고갈시킨다. 말과 생각을 통해 부정적 감정을 강화하는 경우가 얼마나 많은지도 깨달을 수 있어야 한다. 이런 습관을 좀 더 긍정적이고 건설적인 행동 패턴으로 바꿀 수 있다. 하지만 부정적인 생각과 감정을 무시하거나, 강화하거나, 억압하려 하기보다는 있는 그대로 인정하고 내려놓는 법을 배워야 한다. 데이비드 호킨스(David Hawkins) 박사의 책 《놓아버림》은 우리의 안녕을 방해하는 것들을 모두 내려놓는 법을 배울 수 있는 소중한 교재다.

_ 긍정적으로 말하자

진실하고, 도움이 되고, 힘이 되는 긍정적인 것만을 말하면 그 말은 대단히 큰 힘과 영향력을 미칠 수 있다. 사람의 입에서 나오는 말은 그 사람의 생각, 마음, 영혼의 수준이 바깥으로 표현되어 나온 것이다.

_ 동료들에게 봉사하자

대부분의 최초대처자들은 주로 지역사회를 보호하고 거기에 봉사하는 데만 초점을 맞추어 훈련한다. 하지만 역설적이게도 자신의 동료 역시 그 지역사회의 일부라는 것을 깨닫지 못할 때가 많다. 서로를 보호하기 위해 희생하는 동료들에게 유대감과 헌신을 느끼는 것도 영혼의 건강이다. 동료들은 형제자매와 같다. 이들은 최고의 명예와 존중을 받을 자격이 있는 가족이다. 우리를 곁에서 지키며 목숨의 위험도 기꺼이 감수하는 사람들의 영혼의 안녕은 우리의 일차적 관심사가 되어야 한다. 그래야만 최초대처자들이 힘을 합쳐 지역사회뿐만 아니라 서로를 보호하여 정서적으로 영적으로 함께 생존할 수 있다.

_ 영적 건강을 최우선에 두자

선제적으로 나서서 자신의 영적 생존 연습 방법 및 정신건강증진 연습 방법을 개발해야 한다. 신체적·정신적 건강뿐만 아니라 영혼까지도 지키고 활력을 불어넣어 줄 긍정적인 습관을 개발하는 일에 능동적으로 나서자. 미리미리 자신의 영혼을 지키는 일에 나서지 않는다면 자신의 영혼이 내리막길을 걷다가 결국 고통의 나락으로 떨어지는 모습을 그저 수동적으로 지켜보고만 있게 된다.

긍정적으로 생각하자

긍정적이고 낙관적으로 생각한다는 것은 현실을 무시하고 어려운 문제와 마주하기를 거부한다는 얘기가 아니다. 이는 좀 더 긍정적이고 건설적인 태도를 실천함으로써 자신의 마음가짐과 생활을 개선하는 선제적 접근 방법이다. 부정적인 생각, 피해 의식, 무기력한 기분 대신 긍정적인 마음가짐을 갖는다면 사안을 좀 더 균형 잡힌 시각으로 볼 수 있고, 패배한 기분을 느끼기보다는 문제에 잘 대처하고 그것을 완화시킬 수 있는 건설적인 방법을 생각해낼 수 있게 된다. 긍정적인 사고방식을 꾸준히 실천에 옮기면 스트레스가 줄고, 스트레스 관리도 잘되고, 외상 이후의 적응 능력도 개선되고, 우울증의 강도와 지속 기간도 줄고, 전체적인 건강까지 개선할 수 있다.

당신의 머리가 대부분 부정적인 생각으로 가득 차 있다면, 당신은 인생을 비관적이고 패배적으로 바라보고 있을 가능성이 크다. 삶을 좀 더 긍정적이고 건설적으로 바라보고 생각하는 습관을 키우면 삶의 질을 높이고 유지할 수 있는 능력이 그만큼 커진다. 부정적인 생각을 제한하고 부정적 감정을 내려놓음으로써 스트레스가 줄어든다는 사실이 입증되었다. 긍정적인 마음을 품으면 행복, 즐거움, 건강, 더 나은 기회, 바람직한 결과 등을 기대하게 된다. 긍정적인 태도를 가지면 더 큰 희망과 즐거운 기분을 경험할 수 있고, 자신이 달성하고 싶은 결과를 머릿속에 그릴 수 있게 된다. 생각은 계속해서 당신의 태도와 기분, 삶의 질에 영향을 미치고, 스트레스에 대응하는 방법에도 영향을 미친다.

영적 건강을 위한 자각 질문

:: 당신은 스트레스를 어떤 식으로 해소, 혹은 관리하십니까? 스트레스를 발산하는 방식이 건강합니까? 어떻게 하면 스트레스 관리 방법을 개선할 수 있을까요?

:: 최초대처자 업무를 하다 보면 압도적인 스트레스에 노출되는 것을 피할 수 없다. 스트레스를 해소하고 그에 적응하는 효과적인 방법을 갖추지 못하면 스트레스가 당신의 영혼을 좀먹고 들어가, 결국 당신은 하루하루 생존을 위해 몸부림치는 것 말고 다른 일은 할 수 없게 된다. 이렇게 건강하지 못한 삶을 살면 일터에서 질 높은 서비스를 제공할 능력 역시 훼손되고 말 것이다. 이 질문의 목적은 당신으로 하여금 지금 자신이 얼마나 스트레스를 받고 있는지에 대해서만 생각할 것이 아니라, 매일 경험하는 모든 스트레스 요인에 대해서도 함께 고민하게 만들기 위한 것이다. 그래야만 스트레스에 그저 수동적으로 반응하는 것이 아니라 스트레스를 처리하고 줄이기 위한 단계들을 선제적으로 밟아나갈 수 있다. 수많은 스트레스 요인들이 사라지지는 않겠지만, 당신의 영혼이 그로 인해 중압감을 느끼지 않도록 스트레스를 철저히 파악해서 그것들을 처리하고 해소하는 법을 배울 수 있다.

:: 술을 마시거나 다른 약을 먹어야 할 필요성을 느낍니까? 잠을 자고, 즐거운 시간을 보내고, 긴장을 풀고 싶을 때 술이 필요합니까? 술과 약물이 없어도 아무런 영향 없이 3일을 보낼 수 있습니까?(만약 그것이 불가능하다면 잠재적으로 심각한 문제가 발생하고 있는 것입니다)

:: 이 질문은 당신이 술이나 다른 약물에 의존성이 생겼는지 파악하고, 또 그런 경우라면 영혼을 치유할 수 있는 긍정적인 방법을 찾아낼 수 있게 도우려는 질문이다. 최초대처자들은 잠을 자고, 긴장을 풀고, 삶을 즐기는 등의 기능을 할 때 자기가 알코올이나 다른 약물에 얼마나 의존하게 되었는지 깨닫지 못하는 경우가 많다. 의학적으로 필요한 것 외에 다른 것을 섭취하거나 복용해야 할 필요성을 느낀다면, 그것에 대한 의존성이 생겼다는 말이다. 이런 의존성은 보통 당신의 영혼이 고통받고 있으며 관심이 필요하게 되었음을 말해주는 증상이다.

3장
과각성에서 벗어나기

올바른 정신으로 시련을 견디고 참아낼 때마다
그 영혼은 전보다 더욱 강하고 고귀해진다.
_ 제임스 버크햄(James Buckham)

::

2013년 라 메사. 근무시간이 끝나고 15분도 되지 않아 응급구조사 테리는 여느 날과 같이 똑같은 시간에 술을 파는 가게에 들어와 있었다. 테리는 소방서에서 긴급의료원으로 근무해온 9년차 베테랑이었다. 그는 예비군으로 아프가니스탄에서도 두 번에 걸쳐 복무했다. 처음에 아프가니스탄으로 파견됐을 때, 테리는 먼 곳에 가 있으면 세 살배기 아이가 만질 수도 없을 만큼 뜨거운 물에 담긴 채 욕조 안에서 하늘을 보며 누워 있던 모습을 잊을 수 있지 않을까 하는 바람이 있었다. 테리는 손에 화상을 입어가며 죽은 아이를 꺼냈다. 아빠가 벌로 아이를 뜨거운 물에 담근 것이었다. 결국 아이의 고통은 죽음과 함께 끝이 났다. 그 죄 없는 아이의 빨갛게 익은 몸과 늘어진 피부가 테리의 머리를 떠나지 않았다. 하지만 아프가니스탄에서의 복무는 도움이 되기는커녕, 등교했다는 이유만으로 자살 테러범의 폭탄에 희생된 아이들의 모습까지 그 위에 덧씌워지는 결과를 낳고 말았다. 테리는 자기도 살아남고, 다른 사람도 살리기 위해 한시도 경계를 늦출 수 없었다.

테리는 사실상 정서적 생존 훈련을 받은 적이 없었다. 사람들의 생명을 구하기 위해 항상 완벽해야만 하는 긴급의료원들은 늘 급성 스트레스를 겪는다. 테리도 일을 할 때 항상 신경을 곤두세워야 했다. 이런 과각성 상태가 잊히지 않는 이미지들과 결합되자, 그는 한순간도 쉴 수 없을 것 같고 평화도 결코 찾지 못할 것처럼 느껴졌다. 그는 이런 이미지들을 머릿속에서 지우고 쉴 수 있는 방법은 술을 마시고 뻗어버리는 것밖에 없다고 생각했다. 일을 시작하고 약 1년 후였던 초기 시절에는 긴장을 풀고 잠을 자기 위해 예전보다 조금 더 많이 마시는 정도였다. 그러다가 술은 천천히 신체적으로 심리적으로 없어서는 안 될 존재가 되었고, 그는 점점 희망이 없는 어두운 나락으로 빠져들었다.

8년 동안 함께 결혼 생활을 해온 테리의 아내는 더 이상 견딜 수 없어 6개월 전에 그를 떠나버린 상태였다. 아내가 말하기를 자기는 술주정뱅이와 결혼하지 않았고, 테리 머릿속의 끔찍한 이미지, 결코 끝나지 않을 것 같은 그의 악몽, 그리고 매일 취해 있는 모습에 자신의 삶이 끝없이 휘둘리는 것에 지겨워졌다고 했다. 테리는 집에 오면 별로 하는 일도 없이 점점 아내와 사이가 멀어지고, 말수도 줄고, 완전히 맥이 풀린 모습으로 있었다. 아내는 그런 모습을 더 이상 보고 있을 수가 없었다. 아내가 테리에게 알아볼 수 없는 사람으로 변해버렸다는 말을 한두 번 한 것이 아니었다.

이제 자기를 위로해줄 술병을 손에 들고 홀로 집에 남은 테리는 긴장이 풀리면서 악몽이 잊히기만을 간절히 기다렸다. 그것이 그의 삶의 유일한 희망이 되고 말았다.

최초대처자들이 업무를 안전하게 수행하는 데 필요한 각성(alertness)과 공격성(aggressiveness)이 심리적·정서적으로 고강도로 올라간 상태를 과각성(hypervigilance)이라고 한다. 최초대처자들은 언제나 각성 상태를 유지하고 경계를 게을리하지 않도록 훈련받는다. 이들은 항상 잠재적 위험을 찾아 평가한다. 이런 업무를 하는 데는 과각성 상태가 필요하다. 하지만 이 상태를 스위치처럼 간단하게 켜고 끌수 없다는 것이 문제다. 이쪽 업무는 과각성 상태와 떼려야 뗄 수 없는 관계이기 때문에 일상생활에서 과각성을 어떻게 극복할 것인가 하는 문제는 최초대처자들의 가장 어려운 숙제 중 하나다.

케빈 길마틴(Kevin Gilmartin)이 그의 책《법 집행인을 위한 정서적 생존법(Emotional Survival for Law Enforcement)》에서 설명한 것처럼 각성 상태가 고강도로 올라가 있으면 최초대처자가 일을 마치고 난 다음 몸과 마음에 자동적인 신경생리학적 반응이 야기된다. 과각성 상태에 있는 몸과 마음을 평소의 기능적 상태로 되돌리기 위해 우리 몸에서 반대 반응을 똑같이 고강도로 일으켜 진정시키는 것이다.

바꿔 말하면, 일을 하는 동안 최초대처자는 엄청난 각성 상태에서 직관력이 넘치고 능동적인 태도로 결정을 내리고 과제를 수행한다. 그리고 이런 상태가 유쾌하고, 심지어는 황홀하게 느껴질 수도 있다. 하지만 더 이상 과각성 상태가 필요하지 않은 집으로 가면 최초대처자의 몸과 마음은 자연스레 진이 빠진 것 같은 기분이 든다. 그래서 응급 최초대처자들은 휴식 시간에는 무언가 결정을 내리는 것을 좋아하지 않고, 타인에게도 관심을 두지 않게 된다. 그런데 이러다 보면 점점 냉담하고 무심해져 인간관계에서 고립된다. 안타까운 일이지만 과각성 사이클(hypervigilance cycle)은 대사율을 떨어뜨리는 부작용도 있다. 그래서 최초대처자들은 살이 찌는 경우가 많다.

길마틴은 몸과 마음이 평소의 기능적 상태로 돌아가는 데 보통 24시간 정도가 걸린다는 것을 알아냈다. 하지만 그때면 이미 최초대처자들이 일터로 돌아와 다시 과각성 상태에 들어가 있을 시간이다.

그러다 주말이 되면 이런 롤러코스터 같은 일과에 너무 지쳐서 회복하는 데 주말의 대부분을 써버리기 일쑤다. 이런 부분을 제대로 관리해주지 못하면 경력을 이어가는 동안 이런 사이클이 최초대처자의 삶의 질, 정서적 건강, 개인적 인간관계에 파괴적인 영향을 미칠 수 있다. 따라서 최초대처자들이 비번일 때 좀 더 사회 순응적인 사고방식과 반응을 보일 수 있게 만들어줄 연습 방법과 의식적 메커니즘 개발이 시급하다. 이것은 최초대처자식 마음가짐을 어떻게 끌 것인가의 문제가 아니라 어떻게 하면 일반 시민의 마음가짐을 켤 것인가의 문제다. 일반 시민의 마음가짐으로 돌아오면 가까운 사람들과 함께 어울리며 즐기고, 그 사람들을 위험인물이 아닌 평범한 사람으로 바라볼 수 있게 된다.

특히나 법 집행기관에서는 경찰들에게 모든 것을 부정적으로 바라보며 인간의 본성을 불신하고, 사람이 속으로 품은 동기가 무엇인지 의심하도록 훈련시킨다. 경찰들이 안전을 확보하고 업무에서 살아남으려면 세상을 이런 식으로 바라볼 수밖에 없다. 하지만 업무에서 육체적 생존에 필수적인 이런 부분이 최초대처자의 가정생활과 정서적 건강에는 치명적으로 작용할 수 있다. 배우자와 자녀가 낯설게 느껴진다면, 그것은 최초대처자가 직업에서 비롯된 부정적인 시각을 집으로 끌고 들어오는 바람에 자신이 가장 필요로 하는 사람들과 정서적으로 거리가 벌어진 탓이다. 최초대처자가 자신의 삶 속에서 만나는 선한 사람들을 임무 중에 길거리에서 마주치는 사람들과 똑같이 취급해버리면, 그것은 자기를 돌봐주는 버팀목인 사람들을 소외하는 행동이나 마찬가지다.

최초대처자의 주변 사람들은 인간성이나 행동의 동기 모두 본질적으로 선한 사람들이다. 최초대처자들은 모든 사람을 범죄자처럼 바라보지 않는 법, 가족·친구·자녀를 불신하지 않는 법을 배워야 한다. 전 세계 사람 중 98퍼센트 정도는 기본적으로 타인을 해치는 일 없이 법을 충실히 지키며 사는 시민들임을 명심하자. 안타깝게도 많은 최초대처자가 과각성 상태에서 오는 좋은 기분을 유지하려고 그릇된 선택을 하는 경향이 있다. 이를테면 집에 들어가지 않거나, 과도한 초과근무를 하거나, 밤늦게까지 동료들과 술을 마시거나, 난잡한 성행위나 다른 고위험 행위에 빠져드는 등이다. 안타깝게도 이들은 가족관계에 소홀해지고, 자기가 즐겨 하던 일에도 관심이 줄어드는 경향이 있다. 지속적으로 무관심, 냉담, 고립, 피로의 상태에 머물러 있다면 우울증이나 약물 중독으로 빠져들 수 있다.

여성 응급 최초대처자들은 정서적으로 살아남기 위해 훨씬 더 큰 도전에 직면해야 한다. 엄마와 아내의 입장에 있는 여성들은 집에 와도 긴장을 풀고 쉬거나 오로지 자기를 위해, 그리고 자신의 행복을 위해 무언가를 할 기회를 잡기가 쉽지 않다. 그들은 일을 하다가 발생하는 정서적 외상에 훨씬 취약하다. 따라서 과각성 사이클이 스스로 균형을 찾아가게 둘 수 있으려면 자신을 위한 정신건강증진 연습을 더욱 적극적으로 진행하고, 가족들에게도 자신이 필요로 하는 것이 무엇인지 말하는 것이 중요하다. 정신적 건강을 얻기 위해 자신의 영혼과 감정이 갈망하는 것들을 무시할 수는 없다. 하지만 사랑하는 사람에게 부탁해서 정서적 생존 연습을 지속할 수 있게 돕고, 혼자 있을 시간과 보살핌을 달라고 요청할 수 있다.

모든 응급 최초대처자들은 과각성 사이클을 알아차리고 그것을 받아들여야 한다. 최초대처자들은 과각성 사이클에서 벗어날 수 없고, 그로부터 영향을 받지 않는 척 꾸밀 수도 없다. 대신 선제적으로 과각성 사이클에 대처해서 그것 때문에 회복 불가능한 해를 입지 않게 막아야 한다.

과각성 극복에 도움이 되는 열 가지 활동

여기 소개하는 열 가지 정서적 건강 증진법은 과각성 사이클에 잘 대처하고, 에너지·활력·삶의 전반적인 관심사를 유지할 수 있게 도와줄 것이다.

─ 개인 시간을 확보하자

자기만의 개인 시간 관리법을 만들자. 계획을 미리 세워놓지 않으면 업무 스트레스와 정서적 스트레스가 당신의 시간을 지배해버린다. 쉬는 날이 오기 전이나 근무시간이 끝나기 전에 가족과 함께할 시간이나 개인 시간을 적극적이고 선제적으로 미리 계획해놓자. 계획을 글로 적어놓지 않으면 실천에 옮길 가능성이 확 떨어진다. 그러니 계획을 꼭 글로 적어놓자. 당신의 영혼을 보살피고 사랑하는 사람들에게 그들이야말로 당신의 하루에서 가장 중요한 부분임을 보여줄 수 있는 일들을 사전에 미리 잡아두자.

개인 생활을 업무와 분리할 필요가 있다. 개인 생활은 저절로 돌아가는 것이 아니다. 당신이 무관심하게 내버려 두면 개인 생활은 망가지게 된다. 자신의 책임 아래 개인 생활을 돌보고 즐겨보자. 사실 개인 생활이야말로 자신의 '진정한' 생활이며, 최초대처자로서의 임무는 이 진정한 생활을 보충해주는 것이어야 한다. 당신의 진정한 삶이 업무 스트레스와 직장 일에 수동적으로 휘둘리게 놔두지 말고 업무를 잊고 자신의 삶을 사는 법을 배우자. 그래야만 자신의 영혼에 활력을 불어넣고, 정서적 건강을 새로이 북돋을 수 있다.

사랑하는 사람들과 특별한 시간을 보내며 자신의 행동으로 사랑을 보여주자. 당신이 그들을 얼마나 소중히 여기고 있는지 보여주자. 그냥 사랑한다는 말로만 끝나서는 안 된다. 가족들은 자기가 당신에게 얼마나 소중한 사람인지 알 필요가 있다. 가족들은 당신이 가족과 얼마나 자주 대화를 나누고, 또 어떤 식으로 대화하는지, 당신이 가족과 무엇을 하는지, 그리고 당신이 자신의 삶 속에 얼마나 자주 가족의 자리를 마련하는지 등을 보며 당신의 사랑을 확인한다.

─ 희생자가 아니라 생존자처럼 살자

업무가 당신의 삶을 좀먹게 놔두거나, 당신을 분하고 화나고 낙담하고 냉담해지게 만들도록 놔두어서는 안 된다. 업무는 삶을 긍정하는 과정이어야 한다. 최초대처자의 업무는 아무에게나 맡길 수 있는 업무가 아니다. 최초대처자는 타인의 생명을 보호하고, 그들에게 활력을 불어넣어 모든 사람이 안전과 평화 속에 살 수 있게 한다. 최초대처자들은 매일매일 사람들의 삶에 큰 영향을 미친다. 그리고 모든 만남에서 긍정적인 상호작용을 이끌어낼 수 있는 잠재력을 갖고 있다.

자신이 통제할 수 있는 것에만 집중하도록 한다. 당신이 통제할 수 있는 것은 자신의 도덕성, 근면성, 태도, 반응 방식, 연민, 직업 정신 같은 것뿐이다. 우리 삶에서 생기는 대부분의 스트레스는 자신이 통제할 수 없는 부분에 저항하거나, 맞서 싸우거나, 그것을 억압하려 하기 때문에 발생한다. 자신이 통제할 수 없는 부분을 받아들이는 법을 배우고 내려놓기를 연습하자. 모든 것을 있는 그대로 받아들이면서 상황을 긍정적이고 건설적으로 개선하도록 노력하자. 적어도 변화가 불가능한 부분에 대한 반응 방식만큼은 개선할 수 있어야 한다.

피해자라는 기분이 들게 하는 문제와 마주쳤을 때는 건설적인 질문을 던지는 습관을 키우자. 불평만 하고 억울한 기분을 느끼면서 냉소적으로 변하지 말고, 이런 질문을 스스로에게 던져보자. "상황을 긍정적으로 변화시키고 개선하려면 내가 뭘 할 수 있을까?" 또는 "어떻게 하면 여기서 부정적인 영향을 받지 않을 수 있을까?" 그런 다음에 주도적으로 나서서 상황 개선을 위해 노력하자.

현재에 살자. 잘 사는 사람들은 마음을 과거나 미래에 두지 않고 현재에 산다. 과거의 죄책감이나 후회, 혹은 미래에 대한 불안으로 시간과 에너지를 낭비하지 말자. 자신을 용서하고, 지난날의 잘못을 최대한 만회하고, 앞으로 나가는 법을 배우자. 현재의 상황을 거부하려 하지 말자. 대신 사건이나 타인을 통제하려고 드는 일 없이 현 상황에 긍정적인 영향을 미칠 수 있는 방법을 찾아 나서자.

자기 직업의 진정한 목적을 이해하자

최초대처자는 사회의 공공선을 위해 존재한다. 이들은 무고한 사람들을 괴롭히는 자와 사악한 자들에 맞서 싸우는 사람들이다. 최초대처자는 사회의 질서를 유지하고 사람들이 자신의 삶의 방식을 안전하게 이어갈 수 있게 해준다. 모든 응급 최초대처자 직업에는 기본적으로 숭고함과 명예가 깃들어 있다. 국가와 지역사회가 필수적인 보호 기능을 수행하기 위해서는 당신이 정서적으로 영적으로 건강해야만 한다.

경력을 쌓아가는 동안 모든 최초대처자들은 수천 명은 아닐지 몰라도 수백 명의 사람들이 희생자가 되지 않게 막아준다. 당신이 구하고, 보호하고, 긍정적인 영향을 준 그 생명을 결코 잊어서는 안 된다. 매일 근무에 나설 때마다 만나는 모든 사람에게 긍정적인 차이를 가져올 수 있는 기회가 열린다는 사실을 기억하자. 지역사회, 소속 기관, 동료, 그리고 그 외의 사람들이 자기에게 필요로 하는 일에 집중하자. 내가 그들로부터 원하는 것이 아니라 그들이 내게 원하는 것을 어떻게 하면 충족시킬 수 있는지 집중하자.

자신의 경제 상태를 미리 관리하자

모기지 대출과 공공요금을 지불하기 위해 하루도 빠짐없이 초과근무를 해야 하는 상황이 되면 경제적인 문제에 완전히 지배당하고 만다. 비합리적인 지출을 줄이고 부채를 차츰 줄여가는 방향으로 목표를 설정하자. 수입 안에서 살아가는 법을 연습하면 스트레스가 크게 줄어들 것이다.

매일 밤 중간에 깨지 않고 편안한 잠을 잘 수 있어야 한다

앞에 나왔던 하버드대학교 연구에서는 5,000명의 경찰을 대상으로 2년에 걸쳐 근무 중 수행 성과를 평가해보았다. 조사 대상이 된 경찰 중 진단이 되지 않는 수면장애를 겪고 있다고 응답한 경찰의 40퍼센트가 수면무호흡증, 불면증, 수면박탈(sleep deprivation)을 경험했다. 수면장애의 유병률을 보면 당뇨, 고혈압, 심장질환, 우울증, 극도의 피로감, 정서장애 등에 대한 감수성이 증가하는 것을 비롯해 전체적 건강에도 그에 상응하는 큰 부정적인 역할을 하는 것으로 나왔다.

이 연구에 따르면 수면장애가 있는 경찰은 용의자나 다른 시민에게 조절되지 않는 분노를 표출할 가능성이 25퍼센트 더 높고, 시민으로부터 불만이 제기되는 경우도 35퍼센트 더 높게 나온다. 수면을 박탈당한 경찰은 그렇지 않은 경찰에 비해 근무 중에 졸음운전을 할 가능성이 51퍼센트 더 높다. 조사 대상이 된 모든 경찰 중에서 25퍼센트가 한 달에 한두 번 정도는 운전하다가 존다고 보고했다. 졸음운전이 범법 폭행을 제치고 경찰 사망 원인 2위 자리를 차지하게 된 것도 어쩌면 이것으로 설명할 수 있을지 모른다(1위는 자살이다).

경찰 세 명 중 한 명은 수면무호흡증이 있다. 이것은 호흡이 순간적으로 멈춰서 자다 말고 여러 번 깨게 되는 수면장애의 한 종류다. 경찰은 수면무호흡증이 일반 대중에 비해 최소 여덟 배 정도 높은데, 이것은 사실 심각한 증상이다. 경찰들 사이에 수면무호흡증 발병률이 깜짝 놀랄 정도로 높다는 사실은 경찰 세계에 대단히 엄중한 경고를 던지고 있다. 이 증상은 심장에 큰 부담을 준다. 충격을 받아 갑자기 잠에서 깰 때 아드레날린이 폭발적으로 분비되는데, 이것이 심혈관계 질환을 유발한다고 여겨지고 있기 때문이다. 수면무호흡증이 있는 경찰은 심혈관질환이 발생할 확률이 90퍼센트 정도 더 높다. 나이, 성별, 체질량지수(BMI), 흡연, 기타 위험 요소를 가지고 보정을 해도 그 정도로 나온다. 수면무호흡증이 있는 경찰은 그렇지 않은 경찰보다 당뇨(61%), 우울증(150%), 극도의 정서적 피로(270%) 등이 발생할 위험이 훨씬 더 높고, 일을 마치고 집으로 운전하고 가다가 졸게 될 확률도 훨씬 커진다(126%).

수면장애를 예방하는 가장 효과적인 방법은 꾸준히 운동하고, 잘 먹고, 초과 시간 근무를 피하고, 특히 술이나 에너지 음료, 또는 다른 카페인 음료의 남용을 피하는 것이다. 충분한 휴식은 당신이 활동적인 상태로 머무는 데 흥미를 유지할 수 있도록 돕는 역할도 한다.

_ 경력을 시작할 때부터 은퇴 계획을 세우자

처음 일을 시작하는 순간부터 은퇴에 대해 생각하고 미리 계획을 세우는 것이 무척 중요하다. 최초대처자들은 일과 자신을 동일시하는 정서적 덫에 빠져들기 쉽다. 그래서 직업을 잃고 나면 자신의 정체성과 삶의 이유도 함께 잃어버리는 경우가 많다. 부상이나 미리 내다볼 수 없는 다른 여러 가지 이유로 인해 당신은 언제라도 직업을 잃을 수 있다. 최초대처자 경력 외의 다른 활동이나 관심사뿐만 아니라 경제적 계획도 미리 세워두면 자신의 일을 벗어나서도 삶을 계속 이어갈 수 있다는 든든한 자신감이 생긴다.

퇴직수당 제도나 다른 퇴직자연금 제도 등을 이용하자. 은퇴 후에도 활발하게 활동을 할 수 있도록 계획을 세울 뿐만 아니라, 일을 할 수 없게 될 가능성에도 대비해놓아야 한다. 최초대처자들은 은퇴 직후나 장애인이 된 후에 자살하거나 다른 정서적 고통을 겪을 때가 많은데, 이는 미리 이에 대비하고 계획을 세우지 않아서 그런 경우가 많다. 장기적인 계획을 세워두지 않으면 일 이외의 삶의 목적을 찾기 위해 몸부림치는 과정에서 쉽게 길을 잃고, 삶과의 단절감, 정서적 적막함에 빠져든다.

매년 취업 기념일마다 자신의 은퇴 계획을 검토하자. 아직 일자리가 있을 동안에 현실적인 은퇴 목표를 향해 열심히 일하자. 언제나 목표를 염두에 두고 있어야 한다.

_ 술이나 다른 약물을 끊거나 줄이자

최초대처자들이 하는 일 중에서 알코올이나 다른 약물을 남용하는 것만큼 자신의 경력, 가족, 정서적 생존에 잠재적으로 심각한 문제를 일으키는 것은 없다. 음주 때문에 선택하게 되는 일들, 그리고 음주가 당신의 삶의 질과 업무와 건강에 미치는 부정적 영향, 이것들 모두 당신이 영혼의 건강을 효과적으로 유지하기 어렵게 만든다. 과각성이 생겨도 우리 몸은 스스로를 재조정하는 타고난 기능이 있지만, 약물 중독은 이런 기능을 방해해서 과각성을 더욱 악화시킨다. 장기적으로 보면 외상 후 스트레스 장애의 증상, 우울, 좌절, 절망 등의 느낌은 음주와 함께 더욱 강화될 뿐이다. 적당히 마시는 술은 괜찮을지도 모른다. 하지만 대부분의 최초대처자들은 술을 어떻게 마시는 것이 적당히 마시는 것인지 전혀 모르고 있다. 결론은 이렇다. 만약 술을 마셔야 할 것 같은 기분이 드는데 양을 적당히 자제할 수 없고, 그만 마시고 싶어도 그럴 수가 없다면 이미 술이 당신에게 해를 끼치고 있다는 의미다.

난잡한 성생활은 적응에 도움이 되지 않는 회피 전략이다

최초대처자들 중에는 난잡한 성생활을 탈출구, 또는 과각성 사이클의 황홀한 기분을 유지할 수단으로 이용하는 사람이 있다. 과도한 음주와 약물 남용의 경우와 마찬가지로 난잡한 성생활은 깊은 정서적 문제에 건설적인 방법으로 대처하지 못하고 있음을 말해주는 신호다. 이런 행동은 대처 능력이 떨어진다는 것을 말해주는 것이기 때문에 문제를 파악해서 대처할 필요가 있다. 난잡한 성행위는 외상 후 스트레스 장애나 다른 정서적 문제가 있으면 늘어나는 경향이 있다. 과각성 사이클에 대처하는 데 문제가 있는 경우에도 마찬가지다. 이런 행동은 한 사람의 가족과 경력을 파괴할 수 있다. 특히나 최초대처자 자신의 정서적 생존과 정신적 건강에 치명타가 될 수 있다. 여기에는 후회, 죄책감, 도덕성 상실, 자존감 상실 등 크나큰 정서적 대가가 따른다.

명상이나 시각화 훈련 등 긴장 완화 기법을 훈련하자

최초대처자는 정서적 외상이나 급성 스트레스 말고도 자신의 영혼을 짓누르는 수많은 요구에 시달린다. 만약 따로 꾸준히 시간을 내어 긴장을 완화하고 스트레스를 줄이는 연습을 하지 않으면 과각성 사이클을 극복하기가 어려울 것이다. 텔레비전이나 컴퓨터 화면 앞에서 멍한 표정으로 있으면 밑바탕에 숨어 있는 압박을 임시로 가려

줄지는 모르지만, 사실 이것은 스트레스 완화에 거의 도움이 되지 않는다. 신경계의 긴장 완화 반응을 이끌어내려면 육체가 긴장을 풀고, 차분하고 집중된 상태로 들어갈 수 있게 해주는 능동적인 정신 과정에 참여해야 한다.

긴장 완화 기법을 꾸준히 실천하면 심박동이 느려지고, 혈압이 낮아지고, 호흡 속도가 느려지고, 주요 근육으로의 혈액 공급이 늘어나고, 근긴장도와 만성통증이 줄어들고, 집중력이 좋아지고, 분노와 좌절이 줄어들고, 문제를 해결할 수 있다는 자신감이 높아지면서 스트레스가 줄어든다. 건강하고 효과적인 긴장 완화 방법들에는 보통 긴장을 풀고 스트레스를 줄이는 데 집중할 수 있도록 짧지만 특별한 시간이 마련되어 있다. 효과적인 방법으로는 다음의 것들이 있다.

명상　압박감과 함께 업무나 인간관계에 대한 생각, 혹은 끝도 없는 해야 할 일 목록에 대한 생각으로 머리가 꽉 찼을 때는 마음을 가라앉히며 눈을 감고 조용히 앉아보자. 그리고 약 5분에서 10분 정도 깊고 천천히 호흡을 하면서 머릿속을 비워보자. 명상의 한 형태에서는 침묵 속에 앉아서 평화로운 기억과 긍정적인 생각과 느낌에 집중하기도 한다. 깨어 있는 상태로 5분에서 10분 정도 명상을 하는 것은 좀 더 긴장을 풀고, 자기가 그날 달성하고 싶은 일에 정신을 집중한 상태에서 하루를 시작할 수 있게 하는 대단히 훌륭한 방법이다. 이 명상은 당신의 마음에서 스트레스를 걸러내고 대신 차분한 기분을 주는 이미지에 초점을 맞추게 하려는 것이다. 색깔, 장면, 소리, 심지어는 물리적 감각에 이르기까지 당신의 머릿속에서 시각화가 현실감 넘치고 생

085

3장 과각성에서 벗어나기

생하게 이루어질수록 당신은 더욱 긴장이 풀리는 경험을 하게 될 것이다. 신앙이 있는 사람은 매일 몇 분씩 명상을 하면서 무한한 희망과 영감과 목적의 근원인 신과 이어져 보는 것도 좋은 방법이다. 영적 명상과 기도는 사람을 더욱 높은 소명, 그리고 내면의 삶의 목적과 이어주어 치유와 평화를 제공하고 회복력을 북돋아준다.

음악　　힘든 상황과 마주했을 때는 잠시 하던 일을 멈추고, 긴장을 풀어주는 느린 음악의 템포에 심장박동을 맞춰보자. 음악, 특히 느리고 조용한 클래식 음악은 몸과 마음에 엄청난 긴장 완화 효과를 준다. 이런 유형의 음악은 심장박동 속도를 늦춰주고, 혈압을 낮추고, 스트레스 호르몬 수치를 줄여주는 등 생리학적 기능에도 무척 이롭게 작용한다.

시각화(visualization)　　눈을 감고 5분에서 10분 정도 조용히 자리에 앉아 문제가 긍정적인 방식으로 풀리는 모습을 상상해보거나, 당신이 찾아갔었거나 찾아가고 싶은 평화로운 장소를 떠올리거나, 스트레스가 당신의 몸을 떠나는 모습을 상상해보자. 당신이 긴장을 풀고 호흡을 진정시키는 데 도움이 되는 것이라면 무엇이든 창조적으로 시각화해보자.

점진적 근육이완요법　　눈을 감고 편안하고 조용하게 앉은 상태에서 정신을 집중해 각각의 근육군(muscle group)을 천천히 긴장시켰다가 긴장을 풀어준다. 처음에는 발가락에서 시작해서 천천히 목과 얼굴 쪽을 향해 올라온다. 이렇게 하면 근육의 긴장 상태와 이완 상태의 차이에 집중하고 있는 동안 신체에서 느껴지는 감각을 인식하는 데 도움이 된다. 근육을 긴장시킬 때는 최소 5초 이상, 그리고 이완시킬 때는 30초 이상 진행하며, 이 과정을 계속 반복한다. 그러는 동안 깊고 천천히 호흡한다.

심호흡   이 연습은 장소와 시간을 가리지 않고 어디서나 할 수 있다. 심호흡은 즉각적으로 스트레스 증상을 줄여주며, 정신적 외상의 일부 증상을 완화하는 데도 도움이 되는 것으로 밝혀졌다. 코를 통해 숨을 천천히 최대한 깊이 들이마신다. 그 상태에서 숨을 참고 넷까지 센 다음 입을 통해 천천히 공기를 모두 내뱉는다. 이것을 네 번 반복한다.

연민으로 봉사하자

연민으로 봉사한다는 말은 특정 사건을 처리하는 데 필요한 최소의 노력 너머의 것을 생각한다는 것이다. 사람의 말을 더 오랫동안 들어주고, 좀 더 시간을 내어 도움이나 충고를 주고, 위안이나 희망의 말 한마디만 건네주어도 다른 사람들에게 큰 영향을 미칠 수 있다. 그 영향은 몇 년이나 이어지기도 한다. 다른 사람을 도우면 기분이 좋아진다. 남들이 기대하는 것 이상으로 사람들을 지도해주고, 안녕을 돌봐주는 행동은 연민으로 봉사할 수 있는 능력을 보여주는 것이다. 이런 능력은 업무와 영혼에 활력을 불어넣어 주고 과각성의 스트레스를 줄이는 데도 도움이 된다.

내 휘하 경찰관이 경험한 우연한 만남이 이런 접근 방식을 완벽하게 보여주고 있다. 마이크 휴즈 경관은 집에 있던 한 노년 부부의 응급 의료지원을 보조하라는 무선 호출에 응답했다. 수잔 부인은 울혈성 심부전을 앓고 있어서 호흡이 어려웠다. 73세인 남편 테드는 아내가 괴로워하는 모습을 보며 제정신이 아니었다. 보통 경찰들은 이런 종류의 호출을 받으면 긴급의료사가 환자에게 응급처치를 하고 병원까지 후송하는 동안 그저 옆에서 보조적인 역할만 한다. 경찰들은 이런 유형의 호출을 수백 번 받기 때문에 몇 분 정도 잠시 머물다가 다른 일을 처리하러 가버린다. 하지만 이번 경우는 달랐다. 그리고 그 결과 이 일에 봉사하는 여러 사람들의 영혼이 새로이 치유될 수 있었다.

집 안에 들어가 서 있는 동안 마이크 경관은 역겨운 냄새에 압도당하고 말았다. 거의 숨이 막힐 지경이었다. 이 노부부는 엄청나게 가난했다. 집은 바닥이 썩어 들어가고 가구도 거의 없었으며 먼지와 쓰레기, 온갖 오물이 가득했다. 집의 보수가 긴급한 상황이었다. 마이크는 역겹다고 최대한 빨리 집을 박차고 나오는 대신 노부부가 처한 곤경을 보며 안타까운 마음을 느꼈다. 노부부의 일에 관심이 생긴 그는 괴로워하고 있는 남편에게 몇 가지 질문을 던져보고서, 노부부가 지난 나흘간 샌드위치 하나 말고는 아무것도 먹지 못했다는 것을 알게 됐다. 집안에 음식이라고는 코빼기도 보이지 않았다. 그리고 지난 3년 동안 쓰레기 수거를 요청할 형편도 안 되었다는 것을 알게 됐다. 뒤쪽 테라스와 뒤뜰에는 쓰레기가 넘쳤고, 잡초가 절망적일 정도로 무성하게 자라 있었다. 상황이 너무 안 좋아지자 남편은 봉투에 쓰레기를 담아 밤늦게 동네를 돌아다니며 이웃이 내놓은 쓰레기통 중에 비어 있는 것이 보이면 거기에 자기네 쓰레기를 버렸다. 세탁기와 건조기는 작동하지 않은 지 2년이 넘었고, 가스와 전기는 곧 공급이 중단될 처지였다. 히터 역시 작동하지 않았다.

　마이크 휴즈 경관은 연민 어린 봉사의 의미가 무엇인지, 그리고 그것이 도움을 받는 사람뿐만 아니라 자신의 영혼과 정신건강에 얼마나 중요한 것인지 이해하게 되었다. 아내 수잔이 병원으로 실려 간 후에 마이크와 테드는 순찰차에 올라탔다. 마이크는 테드를 데리고 제일 가까운 식료품 가게로 가서 자기 돈을 털어 노부부에게 필요한 음식과 필수품들을 샀다. 그리고 다음에는 마이크의 상관이 나섰다. 그는 자기 돈으로 동네 교회의 푸드뱅크(가난한 사람들에게 음식을 나눠주는 곳 - 옮긴이)에 노부부 앞으로 음식 배달을 요청했다. 식료품을 집에 내려놓은 후에 마이크는 테드를 구세군에서 운영하는 지역 운동센터로 데리고 갔다. 거기서도 노부부가 먹을 음식을 몇 가지 얻을 수 있었다. 심지어 마이크는 자기 아내에게 노부부가 먹을 음식을 만들어달라고 부탁해서 자기가 직접 날라오기까지 했다.

　그로부터 이틀 후에 마이크가 한 일에 대해 전해들은 나는 노부부의 집으로 가서 두 사람을 확인해보았다. 수잔은 퇴원해서 집에 와 있었다. 나 역시 두 사람의 집이 처한 상황과 두 사람이 생활하는 모습을 보고 깜짝 놀라고 말았다. 그래서 나도 테드를 데리고 가게로 가서 물건들을 좀 샀다. 그런 다음 경찰서에서 일하는 민간 직원인 맥신에게 그 집에서 만나자고 했다. 맥신도 그 자리에서 바로 팔을 걷어붙이고 나섰다. 그녀는 사람을 불러서 노부부의 세탁기와 건조기를 수리하게 했다. 수리는 며칠 만에 끝났다. 맥신은 사회복지사도 끌어들여서 노부부가 어떤 서비스를 받을 수 있는지 확인했다. 또 그들을 위해 기부금을 모으고 쓰레기 수거 서비스도 1년 동안 다시 이루어지게 만들었다. 그리고 전기세도 감면해서 지금까지 밀린 부분을 다 처리해주었다.

맥신은 경찰서 사제 그리고 교회에서 온 자원봉사자들과 함께 청소 및 수리의 날을 마련했고, 열두 명의 경찰서 직원들이 함께 거들었다. 이들은 하루 날을 잡아서 몇 팀이 함께 집 전체를 청소·수리하고, 테라스와 뒤뜰을 치우고, 나머지 쓰레기와 잡초들까지 정리했다. 그때 이후로 경찰서 직원들은 주기적으로 그 집을 찾아가 노부부가 어떻게 지내는지, 뭐 필요한 것은 없는지 점검했다. 그리고 무언가 필요한 부분이 있으면 직원들이 돈이나 물건을 기부하거나 시간을 내어 도움을 주었다. 최근에 가서 테드와 얘기를 나눴는데, 그는 모두가 나서서 해준 일에 대해 무척 고마워하면서 두 눈에 눈물을 글썽였다. 그는 나오려는 눈물을 참으며 이렇게 말했다. "나는 세상 어느 누가 우리 같은 늙은이들에게 신경 쓸까 생각했었어요. 정말 고맙습니다."

많은 동료 직원들이 노부부를 도와 봉사하는 과정에서 얻은 경험들은 분명 그들이 경력을 이어가는 내내 마음 한구석에서 그들과 함께하게 될 것이다. 매일 온갖 부정적이고 우울한 일과 싸우는 가운데서 이렇게 누군가에게 긍정적인 역할을 하는 경험은 우리의 영혼을 보살피고 고귀하게 만들어준다. 이런 일은 우리의 업무에 의미를 부여해주고, 우리의 영혼에 만족을 주어 우리를 지탱해주고, 과각성의 스트레스를 일부 덜어내는 데도 도움을 준다.

　　응급 최초대처자들은 매일 호출을 받을 때마다 타인의 삶에 영향을 미친다. 진심에서 우러나오는 봉사를 하다 보면 최초대처자는 자신의 말·행동·본보기를 통해 타인을 돕고, 그들에게 영감과 희망을 불어넣고, 위안을 줄 수 있는 방법을 찾아낼 수 있다. 진심에 의해 움직이는 경찰보다 유능한 경찰은 없다. 이런 진심이야말로 봉사의 본질이며, 생기 넘치는 영혼을 가지고 있다는 징표다. 최초대처자들은 이렇게 연민으로 봉사해본 기억들을 많이 만들어놓아야 한다. 그래야 은퇴 후에도 자기가 일하면서 겪었던 일들을 모두 잊으려 몸부림치기보다 좋은 추억들을 떠올리며 행복할 수 있다.

나의 과각성 극복담

1996년 의붓딸의 여덟 번째 생일 파티에서 내가 얼마나 정서적으로 죽어 있고, 탈진해 있고, 무관심해져 있었는지 깨달았을 때, 나는 그 순간이 내 경력과 삶의 진정한 기로가 되리라는 것을 알 수 있었다. 나는 경찰서에 뽑힐 당시의 자신과 모든 연결이 단절되어버릴지 모를 위태로운 상황에 처해 있었다. 과각성, 스트레스, 다른 업무 압박이 나를 압도해버렸고, 나는 인생을 즐길 능력을 잃어가고 있었다.

　　자신을 발견하고 정서적 생존법을 배우기까지의 여정은 쉽지 않았다. 타인으로부터 배우고, 내 영혼의 번영을 위해 필요한 것이 무엇인지 좀 더 깊숙이 깨닫고, 정서적 생존에 초점을 맞춘 다양한 방법과 기술을 훈련하기까지는 내 경력만큼이나 긴 시간에 걸친 노력이 필요했다.

무언가 개선이 이루어지기도 전에 상황이 더 악화되기 일쑤였다. 나는 초인종 소리를 듣고 현관에 나갈 때 (그런 경우도 별로 없었지만) 만약을 대비해서 권총을 등 뒤에 숨기고 나갔다. 사람이 많은 곳을 피했고, 그저 집으로 가서 쉴 수 있기만을 고대했다. 제임스 데즈먼드 살인 사건을 수사하다가 살해 위협을 받은 이후로는 매일 아침 차고 문이 천천히 열리는 동안 바깥에 누가 없는지 유심히 관찰하기 시작했다. 그리고 집에 있는 동안에는 아내와 의붓딸이 나를 혼자 내버려 두게 했다. 나는 한때 좋아했던 활동도 하지 않고 집에 틀어박혀 있었다. 그리고 어쩌다 수사를 맡게 된 사건이 있으면 너무 강박적으로 매달려서 하루에 네 시간도 못 자는 날이 많았다. 그러다 결국 결혼 생활 1년 만에 이혼해서 의붓딸 중 하나를 혼자서 키우는 신세가 되었다. 그렇게 두 번째 결혼도 역시 이혼으로 끝나고 말았다.

다행히 나는 정신적, 육체적, 영적 건강을 가장 효과적으로 증진해주는 것 중 하나가 바로 신체 활동임을 알게 되었다. 꾸준한 운동은 과각성의 부정적인 영향을 무엇보다 효과적으로 상쇄해주었다. 나는 더 꾸준하게 달리기를 했고, 자전거를 사서 먼 거리를 타고 다녔다. 다시 바다와 수영을 사랑하게 되었고, 스노클링에 푹 빠지게 됐다. 그리고 하이킹도 좀 더 자주 나가기 시작했다. 몇 해가 지나면서 국립공원들도 무척 좋아하게 되었고, 알래스카에서 플로리다까지 수십 개의 국립공원을 탐사했다.

나는 자연의 평화와 고요함 속에서 커다란 치유의 힘을 발견했다. 자연은 우리를 겸손하게 만들고, 자신의 아름다움과 평화 한가운데로 우리를 데리고 간다. 자연을 경험함으로써 나는 영혼을 순수하게 만들고, 영감을 받아 새로워지고, 삶과 다시 이어질 수 있었다. 이 각각의 행동들은 내 영혼에 새로운 생명을 불어넣었고, 새로이 건강해지는 느낌을 주었다. 그리고 과각성 사이클에 대처하는 동안 생기는 정서적 고통에 대응하고 그 고통을 처리하는 능력을 강화해주었다. 나는 이것이 내 정서적 연료 탱크가 바닥나지 않도록 계속해서 이어져야 할 과정임을 배웠다.

내가 한 가장 중요한 일 중 한 가지는 의붓자식들과 함께하는 활동에 푹 빠져들었던 것이다(나는 다시 결혼해서 두 의붓아들을 두게 되었다). 아이들이 자신의 삶에서 얼마나 중요한 존재인지 매일 보여주며 그들을 사랑하고, 함께 즐기며 시간을 보내는 것만큼 영혼을 치유하고 힘을 북돋아주는 것은 없다. 아이들의 웃는 얼굴을 보고 있으면 나를 괴롭히던 문제들이 모두 사라져 버리는 것 같다. 나는 오랜 꿈이기도 했던 야구 코치 자원봉사도 시작했다.

나는 내가 할 수 있는 새로운 야외 활동을 찾아 나섰다. 보트 타기 수업을 듣고 기회가 날 때마다 보트를 타러 다녔다. 나는 평생 샌디에이고에 살았으면서도 카약이나 파도타기를 한 번도 해본 적이 없었다. 그 이후로는 카약을 타고 샌디에이고를 구석구석 다녔고, 지금은 쉰 살의 나이에 파도타기를 배우고 있다. 스키 타는 법도 배워서 겨울마다 꼭 스키 여행을 다닌다.

내 기억에서 지워지지 않을 한 순간이 있다. 그때 나는 새벽 세 시에 경찰차로 순찰을 하고 있었는데, 운전을 하다가 깜빡 졸거나 인도로 넘어갈까 봐 긴장하고 있었다. 몇 가지 이유로 나는 차에서 내려 외국 참전용사 전쟁기념비를 바라보았다. 이 기념비는 경찰서에서 한 블록밖에 떨어져 있지 않았다. 12년간 하루에도 여러 번씩 이 앞을 차로 지나다녔건만, 차에서 내려 기념비에 적힌 글을 읽어본 적은 한 번도 없었다. 기념비에는 베트남전에서 사망한 라 메사 주민의 이름이 모두 적혀 있었다. 그리고 기념비 바닥에 다음과 같은 글이 새겨져 있었다. "당신은 다른 누군가의 희생이 헛되지 않게 살고 있습니까?" 이 글은 내게 큰 영향을 미쳤다. 나는 앞서 간 사람들에게 우리가 얼마나 많은 것을 빚지고 있는지 깨달았다. 이 글은 내게 영감을 주어 최초대처자라는 엄숙한 임무에 집중하고, 내가 타인의 삶에 미치는 영향에 신경 쓰도록 다짐하게 만들었다.

시간이 흐르면서 나는 또 다른 커다란 관심사가 생겼다. 바로 글쓰기다. 나는 글의 힘을 발견했다. 글은 사람에게 영감을 불어넣고, 삶을 바꾸어놓을 수도 있는 능력을 갖고 있다. 나는 평소에 재미있는 책을 몇 권 들고 다니면서 활발하게 독서 활동을 한다. 늘 배우고, 경험하고, 배운 내용을 함께 일하는 사람들과 나눌 방법을 찾아다닌다.

또한 나는 연민을 더 많이 표현할수록 자원봉사를 하거나 타인을 지지하고 도울 기회가 점점 더 많아지는 반면, 사람들과 단절되거나 희생자가 된 듯한 기분은 더 줄어든다는 것을 알게 됐다. 나는 해외 아동을 몇 명 후원하고 있고, 양로원, 교회, 동물보호소, 그리고 다른 기관에서도 자원봉사를 하고 있다. 동물들과 함께하고, 자연 속에 머물고, 아이들과 함께 자원봉사를 하러 다니는 일 등은 모두 우리를 자기 자신이나 주변의 세상으로부터 한 발 거리를 두게 만들어주는 신비한 힘을 갖고 있다. 최초대처자들에게 필요한 것이 바로 가끔씩 세상과 거리를 두는 것이다.

사랑하고, 아낌없이 나눠주고, 타인을 위해 봉사하는 삶은 진정으로 영혼을 치유해주며, 우울증·고립감·정서적 고통·자기파괴적 성향을 극복하는 데도 대단히 막강한 힘을 발휘한다. 대부분의 최초대처자들은 타인을 돕고 사람들의 삶을 긍정적으로 바꿔놓고 싶다는 열망 때문에 최초대처자가 되겠다는 꿈을 꾼 사람들이다. 하지만 시간이 흘러 업무에 따르는 급성 스트레스와 정서적 외상이 커지다 보면 타인을 위해 봉사하겠다던 동기가 제일 먼저 꺾이는 경우가 많다. 타인을 위한 봉사와 더욱 큰 공공선에 대한 헌신에 초점을 맞추면 균형감각, 긍정적인 마음, 정서적 건강을 유지할 수 있을 것이다.

나는 청소년 여름 리더십 캠프 운영을 도운 적이 있다. 경찰관들이 일주일 동안 이어지는 캠프를 도와 고등학생들에게 리더십, 윤리, 지역사회 봉사 활동에 대해 가르쳤다. 나는 우리 경찰서가 한 중학교와 자매결연을 맺도록 도왔다. 그 학교의 학생들 중에는 최저 생활 기준 이하의 생활을 하는 학생이 300명이 넘었다. 20년 넘게 나는 경찰서에서 크리스마스 기간에 빈곤 가정과 자매결연을 맺어 그들이 가장 필요로 하는 음식과 장난감을 제공하는 활동을 거들었다. 23년 동안 추수감사절에 궁핍한 사람들을 위해 '푸드 드라이브(Food Drive, 크리스마스나 추수감사절 등의 명절이 있을 때 빈곤 가정에서 명절 음식을 함께 즐길 수 있도록 음식을 기부받아 나누는 자선 활동 - 옮긴이)' 활동도 해왔다. 이 모든 행동들이 내 직업의 어두운 면을 잊고 타인에게 빛이 되려는 노력에 도움이 되어주었다.

나는 여러 해에 걸쳐 이 책에서 소개하고 있는 내용을 거의 모두 실천에 옮겼고, 어떤 것은 다른 것들보다 더 열심히 실천했다. 하지만 진심으로 타인에게 봉사하겠다는 다짐과 정신건강을 유지하는 데는 이런 방법들 모두 종류에 상관없이 효과적이었다. 우리가 착용하는 배지 뒤에는 심장이 자리 잡고 있음을 결코 잊어서는 안 된다. 개개인 모두 자기에게 맞는 최고의 정서적 생존과 정신건강 고취 방법을 찾아내는 일이 중요하다. 자기에게 맞는 방법이 무엇이든 간에, 경력을 이어가는 동안 그 방법을 꾸준히 실천에 옮겨야 한다. 정서적 생존 연습과 정신건강증진 연습에서 가장 중요한 부분은 당신의 정신, 육체, 그리고 특히 영혼 같이 당신을 인간으로 만들어주는 모든 요소의 건강에 초점을 맞추는 일이다.

나는 지금까지도 매일 일하러 갈 생각을 하면 마음이 설렌다. 일을 시작한 지 25년이 지났는데도 여전히 목숨을 구하는 우리의 일에 열정을 느낀다. 그리고 미래에 대해서도 긍정적인 마음과 희망을 품고 있다. 공공서비스 업무에 종사하면서 그 업무의 희생자가 될 운명을 타고난 사람은 없다. 자신의 영혼을 보호하는 법을 배웠을 때, 봉사하는 삶은 우리를 고귀하고 활기차게 만들어준다.

과각성 극복을 도와줄 자각 질문

:: 당신은 타인을 위해 어떤 일을 하십니까? 그리고 더 할 수 있는 일은 무엇입니까? 당신은 자신의 필요가 아니라 타인의 필요에 초점을 맞추면서 사람들이 자기를 대해주기 바라는 방식으로 타인 또한 대하고 있습니까?

:: 과각성으로부터 회복하고 있는 동안에는 자연스럽게 자기에게 몰두하는 경향이 생긴다. 긴장을 풀고 휴식하는 기분을 느끼려고 끝없이 노력하다 보면, 기분이 멍해지면서 아무래도 자기에 대한 생각을 더 많이 하게 된다. 자기 주변 사람들의 필요에 좀 더 관심을 기울이는 습관을 길러보자. 이것은 당신이 쓸모 있고 활기찬 사람이라 느끼게 도와줄 뿐 아니라, 과각성 회복 기간 동안에 무아지경 같은 멍한 상태에 빠지지 않게 막는 데도 도움이 된다.

:: 당신은 분노, 좌절, 배은망덕한 행동, 개인적 모욕 등에 어떻게 대처하십니까? 어떻게 하면 이런 감정들에 좀 더 긍정적이고 건설적으로 대처할 수 있을까요? 어떻게 하면 이런 감정들을 내려놓는 법을 배울 수 있을까요?

:: 개인적 모욕, 분노, 좌절 등에 대해 본능적으로 대응하도록 조건화되어버리면 보통 아무런 도움도 안 되는 부정적인 정서 반응이 뒤따르게 된다. 내면에 있는 평화의 장소 한

가운데 머무는 법을 훈련하면 사건과 사람들로 인해 받는 스트레스에 과도하게 반응하거나 지나치게 분노, 혹은 좌절하지 않게 도와준다. 이 질문들에 대답하다 보면 이런 감정들을 좀 더 건설적으로 처리할 수 있는 배출구를 발견할 수 있을 것이다.

:: 하루를 마칠 때마다 뒤돌아보며 자신의 배우자, 자녀, 일, 그리고 당신에게 의지하는 다른 사람들을 위해 최선을 다했노라고 정직하게 말할 수 있습니까? 그렇지 않다면 왜 그런 것이고, 어떻게 해야 다음 날에 더 발전할 수 있겠습니까?

:: 우리는 자기반성을 통해 발전한다. 어떻게 하면 더 잘할 수 있었을까 스스로에게 묻지 않는다면 무엇이 부족했었는지 깨닫기 힘들다. 최선을 다했다는 기분이 들거나, 최선을 다하기 위해 노력하고 있다는 기분이 들면 자연스레 만족과 평화가 찾아들 것이다.

4장
생존의 교훈

마치 내일 죽을 것처럼 살라.
그리고 영원히 살 것처럼 배우라.
_ 모한다스 간디(Mohandas Gandhi)

라 메사에서 또 다른 밤이 느릿느릿 흘러가고 있었다. 90년대만 해도 라 메사는 조용한 교외 지역이었다. 비상차량 지령요원 다이앤은 그날도 혼자 배차 업무를 하고 있었다. 별다른 일이 없었기 때문에 다이앤은 얼마 남지 않은 가족 휴가 계획을 짜고 있었다. 그녀는 먼 곳으로 떠나 즐기는 휴가가 얼마나 근사할까 생각하고 있었다. 거의 열 달 동안 휴가를 다녀오지 못했기 때문이다.

다이앤이 플로리다 남부의 하얀 모래사장을 상상하고 있는데 갑자기 911 전화가 울렸다. 한 시간 만에 처음 울린 전화였다. 다이앤은 수화기를 잡고 귀에 갖다 댔다. 수화기에서 한 여성이 소름 끼치는 비명 소리로 도움을 요청하는 소리가 들렸다. "911입니다. 경찰이나 의료요원이 필요하신가요? 무슨 일이죠?" 다이앤이 다급하지만 전문가다운 목소리로 또박또박 물었다. 대답이 없었다. 전화를 건 사람이 수화기를 떨어뜨리는 것 같은 소리가 들렸다. 하지만 비명 소리는 희미하게 계속 이어지고 있었다. 아무래도 다른 방에서 나고 있는 듯했다. "안 돼! 제발 이러지 마. 살려줘. 제발 부탁이야. … 제발 나를 죽이지 마. 누구 없어요? 살려주세요." 누군지 모를 여성이 필사적으로 살려달라고 애원하며 계속 비명을 질렀다. 다이앤은 즉각 전 대원을 911 화면에 나타난 주소로 파견하고, 전화 반대편의 누군가와 통화를 시도하며 필사적으로 수화기에 대고 계속해서 소리를 질렀다.

경찰들이 시내를 가로질러 그 집으로 달려가고 있었다. 분노에 휩싸인 전 남자 친구가 헤어진 여자 친구의 집에 침입해서 전 여자 친구가 다른 남자와 함께 있는 장면을 포착했다는 사실을 경찰들은 알 도리가 없었다. 용의자는 이미 그 남자에게 총 몇 발을 쏘아 죽였고, 지금은 자기의 전 여자 친구를 죽이겠다고 위협하고 있었다. 다이앤은 누구인지 모를 남자가 조용한 목소리로 여자에게 말하는 소리를 들었다. 남자는 여자에게 경고하지 않았느냐고, 이제 그 대가를 치르게 될 것이라고 말하고 있었다. 겁에 질린 여자는 반복해서 살려달라고 애원하고 있었고, 다이앤은 속절없이 누군가 수화기에 응답하기만을 바라고 있었다. 그런데 갑자기 총성이 들리더니 모든 것이 조용해졌다.

다이앤은 수화기에 대고 소리쳤다. "누구 없어요? 거기 누구 없어요?" 순간 수화기를 집어든 용의자의 차갑고 감정 없는 목소리가 들렸다. "너무 늦었어." 용의자는 무심한 목소리로 "빌어먹을"이라고 말하더니 자기 머리에 대고 방아쇠를 당겼다. 절대적인 고요의 순간이 찾아왔으나 그 고요는 곧 요란한 사이렌 소리에 흩어져 버리고 말았다. 경찰이 현장에 도착한 것이다.

이 끔찍한 사건은 다이앤이 아무런 힘도 쓰지 못하고 무기력하게 앉아 있는 상태에서 벌어졌다. 더 끔찍했던 것은 이 살인 사건의 두 희생자가 이웃 경찰서의 젊은 경찰들이었고, 용의자는 다른 자치구 출신의 경찰이었다는 사실이다. 다이앤은 이런 경험에 아무런 대비가 되어 있지 않았다. 그녀는 거의 10년 동안 지령요원으로 계속 일하다가 같은 부서 안에서 다른 임무를 맡게 되었다. 업무를 시작한 지 20년이 넘게 지난 오늘날에도 그날 밤 들었던 목소리는 여전히 그녀의 뇌리에서 지워지지 않고 있다.

우리는 최초대처자 동료의 사례를 통해 수많은 값진 교훈을 얻을 수 있다. 동료들은 우리가 항상 노출되는 것과 똑같은 좌절, 스트레스, 정신적 외상, 위기 상황, 무기력감과 싸운다. 정신건강증진 훈련에서 빠져서는 안 될 부분은 바로 좋은 경험이든 나쁜 경험이든, 우리보다 먼저 이런 일을 겪었던 타인의 경험으로부터 배우는 것이다. 다른 최초대처자들이 업무에 따르는 정신적 외상을 어떻게 효과적으로 처리했는지 배우는 것은 무척이나 중요하다.

동료들이 알려주는 정서적 건강 유지법

최근 몇 가지 난처한 사건 때문에 미국에서 여덟 번째로 큰 도시인 샌디에이고의 경찰국이 골치를 썩고 있다. 2011년에만 세 명의 경찰관이 살해당하고, 한 명은 자살하고, 두 명은 비번일 때 사고로 사망하고, 열두 명은 딱지를 취소한 것에서 성폭행에 이르기까지 온갖 문제로 고소를 당했다. 경찰관들 사이에 발생하는 급성 스트레스와 불화의 원인을 정확히 가려내기 위해 해당 경찰서를 대상으로 광범위한 조사가 이루어졌다. 이런 급성 스트레스와 불화는 최초대처자 직업군에서는 모두 빈번히 일어나는 일이다.

경찰국에 새로 세워진 정신건강증진과로부터 요청을 받은 줄리아 홀라데이는 2012년에 샌디에이고대학교를 대신해 큰 연구 프로젝트를 담당했다. 130만 명이 넘는 인구를 가진 도시인 샌디에이고의 경찰국 소속 경찰 2,000명을 상대로 연구가 진행됐다. 이 연구는 경찰들에게 심각한 스트레스와 정서적 외상을 야기하는 경향이 있는 문제를 집중적으로 다루었다. 연구자들은 경찰들과 개인 면담을 진행했다. 개인 면담은 조사 대상의 영적·정서적 건강의 질을 확인하고, 생존에 가장 도움이 되는 실용적 방법이 무엇인지 추정할 수 있는 가장 직접적인 방법이다. 그리고 뒤이어서 최초대처자 기관에서 자주 등장하는 문제들과 관련해 최초대처자들이 가장 많이 언급하는 걱정거리나 교훈을 수집하는 작업이 이루어졌다. 이 장의 나머지 부분에서 인용된 문장들은 모두 실제 연구 대상자들로부터 나온 것이다.

_ 과각성 극복을 위한 노력

"나는 집에 올 때면 일은 일터에 두고 오려고 노력합니다. 하지만 정신적 외상이 가정생활에서도 내게 영향을 미치고 있을 줄은 몰랐죠. 나는 통제력을 잃고 싶지 않습니다. 나는 다른 사람들이 잘 대처할 수 있게 도우려고 여러 가정들을 돌아다니지만 정작 내 가정에 대해서는 통제력을 잃고 있어요."

최초대처자라는 직업의 부정적인 영향력이 자기도 모르는 사이에 퍼져나가는 속성을 갖고 있음을 보여주는 사례다. 그것은 당신의 의식과 영혼 속에서 천천히 자라나는 악성종양처럼 해를 끼친다. 미처 깨닫지 못하는 사이에 당신은 고압적인 사람이 되어가고, 강박적으로 사람들을 통제하려고 들게 된다. 모든 사람과 모든 것을 의심의 눈초리로 바라보며 자신의 배우자와 가족까지도 범죄자처럼 취급하기 시작한다. 최초대처자는 집에 있는 사람들의 활동과 관심사에 계속 관여하려고 온갖 노력을 기울인다. 그렇게 함으로써 통제력을 잃지 않으려는 것이다. 하지만 직업 때문에 당신이 다른 대접을 받아야 할 이유는 없다. 당신의 가족은 당신을 필요로 하고, 당신이 육체적·정신적·정서적·영적으로 가족과 함께하면서 지속적으로 모든 일에 관여해주기를 바란다. 하지만 그렇다고 당신이 그들을 통제하려 들어야 한다는 의미는 아니다.

"자신의 동기를 숨기고 있는 사람이 있지 않나 항상 두리번거리죠. 결국에는 그 누구도 신뢰하지 않고, 늘 만약 이러면 어쩌나 저러면 어쩌나 하는 생각만 하죠. 엄청나게 냉소적인 사람이 되어버려요. 나는 사람들이 어떤 일을 하는지 잘 알고 있습니다. 차라리 모르는 게 더 나을 그런 일들이죠. 그런 생각이 도저히 머릿속에서 사라지지 않습니다."

경찰관들은 경찰이 하나의 직업일 뿐이라는 것을 명심할 필요가 있다. 경찰이라는 직업 자체가 당신의 본질은 아니다. 자신의 영혼에 생기를 불어넣어 주는 것은 직업을 떠나 가족이나 친구와 함께하며 경험하는 사랑, 그리고 업무가 아닌 자신이 좋아하는 다른 일 등이다. 대부분의 사람은 기본적으로 선하고, 좋은 의도로 살아간다. 세상 모든 사람이 범죄자는 아니다.

"여기 직장에 있을 때는 업무에 어울리는 위엄과 과각성 상태가 필요합니다. 순찰을 돌거나 호출을 받았을 때는 순간적으로 판단을 내려서 바로바로 행동에 나서야 하죠. 그런데 정신적으로나 육체적으로 그 상태에서 빠져나오지 못하면 집에 가서도 무엇이든 신속하게 판단해서 문제를 해결하려 들게 되죠. 하지만 가족들은 당신에게 그 문제를 해결해달라는 것이 아니에요. 그저 자기 말에 귀를 기울여달라는 것이죠.”

　이것은 대단히 중요한 부분이다. 사람들은 최초대처자들이 적극적으로 나서서 모든 사람의 문제를 신속히 해결하고, 일을 잘 처리해주기를 기대한다. 하지만 개인적인 인간관계에서는 이런 방식이 통하지 않는다. 배우자와 자녀는 당신이 자기의 문제까지 모두 해결해주기를 원하는 것이 아니다. 그저 자기의 말에 귀를 기울이고 정서적으로 지지하면서 자기가 원하고 필요로 하는 방식으로 함께 있어주기를 바랄 뿐, 당신이 업무를 할 때처럼 반응해주기를 바라지 않는다.

　“집에 갈 때 스트레스가 나를 따라옵니다. 스트레스를 털어내는 법을 배워야 해요. 비번일 때도 항상 긴장 상태로 있으면, 그 스트레스가 당신을 죽일 수도 있습니다.”

　균형을 유지하고 적절한 관점을 유지하는 것이 얼마나 소중한 일인지 깨달을 필요가 있다. 삶에서 겪는 다른 모든 일이 그렇듯이 서로 충돌하는 이해관계와 책임 사이에서 균형을 잡는 일은 영혼의 건강을 유지하는 데 필수이다. 또 다른 경찰관은 이렇게 말했다.

"우리는 이 직업이 잠재적으로 갖고 있는 해악을 깨닫고, 거기에 적응할 수 있는 능력을 배양해서 정신건강을 유지해야 합니다."

가족과 멀어지지 말자

"저는 집에 오면 작동이 멈춘 기계 같았습니다. 집에 오면 좀비가 된 기분이 들었죠. 그냥 소파에 앉아서 텔레비전만 보고 다른 것은 아무것도 하지 않았습니다. 지금은 휴가를 많이 내려고 합니다. 저는 아이들과 휴가를 보내고 싶어요. 하지만 제 생활에서는 그게 여의치가 않습니다."

"예전에 1년차였을 때 저는 정말 멈춰버린 것 같았습니다. 저는 그해에 약혼을 했는데 약혼자가 말하기를 나하고 같이 있으면 살얼음판을 걷는 기분이 든다고 하더군요. 누군가 저와 함께 있을 때 그런 기분을 느끼는 게 싫어요. 약혼자의 말은 정말 좋은 충고가 되어주었죠. 문제가 뭔지 모르면 고치기 힘드니까요. 일단 한 번 마음을 열고 나니 다음부터는 어렵지 않았습니다. 저는 제 문제를 다른 사람들에게 노출시키고 싶지 않았습니다. 하지만 이런 생각이 들더군요. '이봐, 다른 사람들이 내게 마음을 여는데 나만 마음을 꽁꽁 닫고 있는 것은 불공평하다고.'"

"술을 너무 많이 마신다거나 문란한 성생활에 빠져드는 등 상황을 감당할 수 없는 지경까지 방치해두면 문제가 시작됩니다. 어떤 사람들은 감정을 꼭꼭 억누르고 있다가 어느 날 터트려버리죠. 그런 사람들은 자기 아내나 가족을 소외시켜버립니다. 내가 아내에게 이야기를 하면 아내도 무슨 일이 일어나고 있는지 잘 알게 돼요. 반면 제 친구들 중 상당수의 아내들은 일이 어떻게 돌아가고 있는지 전혀 알지 못하고 있어요. 자기 마음속에만 담아두고 가족을 소외시켜버리면 상황이 더 어려워집니다."

자기가 얼마나 변했고, 업무가 자기에게 얼마나 부정적인 영향을 미쳤는지 의심이 가는 최초대처자라면 그냥 자기 배우자에게 물어보기만 하면 알 수 있다. 배우자들은 보통 최초대처자인 자신의 배우자를 더 이상 이해하지 못하겠다고 말한다. 배우자들은 자기의 남편, 혹은 아내가 그렇게 변해버린 것을 좋아하지 않는다. 이들은 자기 배우자가 집에 오자마자 작동이 멈춘 기계처럼 행동한다고 말한다. 말도 꺼내지 않고, 업무에 대한 이야기도 들려주지 않고, 언제나 피곤하고, 침울하고, 무심하고, 그냥 혼자 있고만 싶어 한다. 가족과 관련된 일을 함께 결정하려고 해도 그냥 알아서 하라고만 한다. 심지어는 어디서 외식할까 하는 간단한 결정에도 무심하다. 이런 최초대처자들은 아기가 고무젖꼭지를 입에서 떼지 않는 것처럼 자기가 좋아하는 의자와 착 달라붙어 떨어지지 않는다. 배우자들은 최초대처자 남편이나 아내와 무슨 대화를 나눠야 할지 알 수 없고, 집안 문제나 어떤 사안에 관한 얘기를 언제 꺼내야 할지, 전반적인 문제에 관한 관심을 어떻게 끌어내야 할지도 알 수 없다. 이런 배우자들은 자기 남편이나 아내가 재미있는 일을 같이 하려고도 않고, 그저 업무만 하지 친구나 이웃들과 함께 시간을 보내려고도 하지 않는다고 불평한다.

이것들은 최초대처자의 배우자에게서 흔히 나오는 불평이다. 이는 업무 스트레스에 적절히 대처하지 못했을 때 일어날 수 있는 심각한 인간관계의 문제와 정서적 문제를 분명하게 보여준다. 사실 당신의 배우자는 당신이 일하면서 경험하는 것들을 결코 이해하지 못하는데, 이것은 아마도 좋은 일일 것이다. 그것을 배우자에게 이해시키려 들어서는 안 된다. 배우자가 퇴근하는 당신을 맞이해서 오늘 하루 어땠느냐고 물어볼 때, 당신이 수사하는 아동성추행 사건에 관해서, 혹은 사고에서 시신들이 얼마나 훼손되었는지에 관해서 자세한 얘기들을 들어보려고 묻는 것이 아니다. 배우자들이 정말로 알고 싶은 것은 당신이 잘 지냈는지 알고 싶은 것이다. 당신이 괜찮은지 알고 싶고, 그날 하루가 전반적으로 당신에게 어떤 영향을 미쳤는지 알고 싶고, 자기가 도울 수 있는 부분은 없는지 알고 싶을 뿐이다.

만약 정서적으로 특히나 힘들었던 하루를 보냈다면, 아주 어려운 사건을 맡아서 골치가 아프다고 얘기해도 좋다. 당신의 내면에서 어떤 일이 일어나고 있는지, 배우자가 특별히 도와줄 수 있는 부분은 무엇인지 배우자에게 알려주자. 배우자는 지원, 위안, 평화를 주는 가장 중요한 원천이어야 한다. 그러니 그들을 밀어내서는 안 된다. 배우자가 자신에게 필요한 방식으로 당신의 문제에 관해 소통하게 놔두자. 그러면 그들은 자기가 할 수 있는 한도 안에서는 무엇이든 도우려 할 것이다.

그리고 일을 내려놓고 휴가를 내서 가족과 함께 시간을 보내자. 수백 수천 시간의 휴가를 제대로 써보지도 않고 은퇴하는 것은 정말 큰 시간 낭비다. 정기적으로 휴가를 내서 영혼을 재충전하고 가족과 의미 있는 시간을 보내자. 가족은 우리를 뒷받침해주는 가장 중요한 네트워크가 되어야 한다. 당신은 가족의 일에 항상 관심을 가지고, 또 함께 시간을 보내야 하고, 당신을 가장 염려하고 아끼며 또한 당신도 그러해주기를 바라는 배우자에게 자신도 진정한 파트너가 될 수 있는 방법을 지속적으로 찾아내야 한다.

"저는 케빈 길마틴의 책 《법 집행인을 위한 정서적 생존법》이 대단히 중요한 책이라 믿습니다. 그 책에서 저는 제 자신과 다른 경찰들의 모습을 보았습니다. 이 책을 경찰학교 정규 교과 과정으로 편성해서 시험도 보게 해야 합니다. 이 책이 경찰들의 직장 생활과 결혼 생활을 구원해줄 수도 있으니까요. 사실 경찰뿐만 아니라 온 가족이 함께 읽어야 할 책입니다."

이 책과 더불어 엘렌 커슈만(Ellen Kirschman)의 책 《내가 사랑하는 경찰(I Love a Cop: What Police Families Need to Know)》은 최초대처자뿐만 아니라 그 배우자와 가족들에게도 아주 훌륭한 정보를 제공해준다. 배우자는 최초대처자를 뒷받침하는 일에 적극적으로 나서야 한다. 어떻게 하면 최초대처자를 잘 지원하고 보살펴줄 수 있는지 배운 배우자는 최초대처자가 정서적으로 정신적으로 건강을 유지하는 데 큰 보탬이 될 수 있다(배우자가 최초대처자를 잘 뒷받침할 수 있는 방법에 관한 구체적인 정보는 8장에 소개한다).

스트레스, 우울증, 고립에 대한 경계를 늦추지 말자

"살아 있음은 생존을 의미합니다. 하지만 나는 반대로 이렇게 묻고 싶습니다. 그저 생존해 있다고 해서 그것이 곧 살아 있다는 의미일까요? 아드레날린 수치는 높아질 때도 있고 낮아질 때도 있는 것이니, 삶의 균형을 잡으려면 스트레스를 배출하고 함께 이야기를 나눌 사람이 필요합니다. 육체적 배출구도 어느 정도 도움이 되지만 정서적 배출구 또한 필요한 법이죠."

"저는 은둔자가 되고 싶은 기분이 듭니다. 평소에 저는 야외에 나가서 자전거도 타고, 하이킹도 하고, 개와 산책하는 것도 좋아하는 사람입니다. 계속해서 해야 할 일은 하고 있지만, 이런 식으로 느껴질 때면 제가 평소의 자신과는 다른 사람이라는 느낌이 들어 행복하지 않습니다."

"경찰 업무는 다른 대부분의 업무보다 스트레스가 큽니다. 계속해서 활동적인 상태를 유지하지 않는 한 스트레스는 계속 쌓일 수밖에 없죠. 제가 달리기를 하러 가지 않고 집에서 소파에 누워 텔레비전만 본다면 스트레스를 해소할 배출구가 사라지는 것입니다."

쉬는 날에 할 활동들을 미리 생각해서 글로 적어둘 필요가 있다. 그렇지 않으면 최초대처자 업무에서 어쩔 수 없이 찾아오는 부분인 과각성 사이클의 긴장이 풀리면서 활동 의지가 꺾일 수 있다. 아무것도 하기 귀찮아지는 습관이 들기 전에 자기가 좋아하는 일을 계속 이어가려고 노력하는 것이 중요하다.

_ 직장에서 도는 소문은 경찰의 사기에 악영향을 미친다

"사람들 입방아에 오르내리는 것은 정서적으로 정신적으로 정말 괴로운 일입니다."

"간단히 말하면 저는 우리 부서 바깥에 있는 사람들은 시민이든 범인이든 잘 대처할 자신이 있습니다. 하지만 저와 한 지붕 아래서 일하는 사람들은 대처할 자신이 없습니다. 저를 험담하고 저의 경력에 방해되는 사람들 말이죠."

상대방에 대한 조롱은 최초대처자들끼리 할 수 있는 일 가운데 최악의 일이다. 이것은 개인이나 소속 기관 전체의 사기에 대단히 해로운 영향을 미친다. 험담하고, 조롱하고, 소문을 퍼 나르는 일에 끼어드는 최초대처자는 자기 동료 중 한 사람의 영혼과 안녕을 방해하는 일에 적극적으로 참여하고 있는 셈이다. 이런 무모한 행동들은 조직 내에서 자라는 암 덩어리나 마찬가지다. 자신의 안전과 생명을 지켜주는 사람들을 해치는 이런 부주의한 행동을 보면 과감히 지적할 수 있어야 한다. 한 경찰관은 이렇게 말했다.

"우리는 한순간에 사람의 생명을 앗아갈 수도 있습니다. 따라서 우리는 서로를 신뢰하고, 서로를 돌봐야 합니다. 그것도 명예롭게 말이죠."

_ 도움을 요청하는 것은 나약함의 표현이 아니다

경찰 문화에서는 강인하고 자립심이 강해 보이는 것을 높이 평가하기 때문에 도움을 구하는 사람은 약한 사람으로 낙인찍히는 경향이 있다. 그래서 안타깝게도 경찰들은 자신의 문제를 개인적으로 해결하려 드는 경향이 있다.

"저는 타인을 돕는 방법을 알고 있어야 합니다. 제대로 일도 못하는 사람이라고 손가락질받고 싶지는 않아요. 제가 도움이 필요하다는 생각은 안 해봤어요. 저는 그런 사람이 되고 싶지 않아요."

이와는 대조적으로 한 경찰관은 이렇게 말했다.

"도움을 요청한다고 해서 약한 사람이 되는 것은 아닙니다. 동료 지원팀 사람 하나가 제 멘토였는데, 그 사람은 듣기 좋은 말만 하는 것이 아니라 진심으로 저를 걱정해줬습니다. 겸손했기에 그럴 수 있었을 거예요."

겸손은 가장 훌륭한 미덕 중 하나다. 겸손은 영혼의 건강을 유지하는 데 도움을 주어 당신이 최초대처자로서 생존해서 직업적으로 만족스러운 삶을 살 수 있게 해준다. 슈퍼맨이 되려고 해서는 안 된다. 자신도 남들처럼 한 인간일 뿐임을 명심하자. 정도만 다를 뿐 당신도 다른 사람들처럼 취약하고, 통증과 고통, 정서적 외상에 예민하다. 최초대처자 업무를 하면서 잠재적 변화를 겪지 않고, 자신의 정서적 건강과 영혼에 크게 영향을 받지 않는 사람은 없다.

다리가 아프면 의사를 찾아간다. 영혼이 고통받고 있을 때는 그보다 더 치유가 필요한 상황이다. 정서적 외상은 나약함이 아니다. 그것은 뇌와 영혼에 상처를 입은 것이고, 정신적 외상을 유발하는 상황을 효과적으로 처리하는 능력에 상처를 입은 것이다. 신뢰하는 동료나 동료지원팀 사람, 혹은 상담자에게 도움을 구하는 것은 나약함의 표현이 아니다. 오히려 용기의 표현이다. 사실 자신이 상처받도록 내버려 두는 것, 당신이 일시적으로 도움이 필요해졌음에도 도움을 구하지 않아서 사랑하는 사람이 불필요하게 고통받게 하는 일이야말로 나약함의 표현이다. 이런 도움은 당신 자신이 건강하고, 다른 사람들을 위해서도 최고의 상태를 유지할 수 있게 돕기 위한 것이다. 이것은 당신의 가족뿐만이 아니라 당신의 동료, 그리고 당신이 정신적·육체적·정서적·영적으로 건강해야만 자신의 생존을 담보할 수 있는 지역사회의 수천 명 사람들을 위한 일이다. 자신에게 필요한 부분을 받아들이지 않고 버티는 것은 어리석은 행동이다. 계속 그렇게 거부한다면 당신은 다른 누구의 필요도 충족시킬 수 없게 될 것이다.

"경찰서에서 저와 가까운 사람한테는 어서 가서 도움을 받으라고 말해줍니다. 그런데 제가 도움이 필요해진 경우에는 가서 도움을 받기는 하지만, 그 사실을 누구한테도 말하지 않습니다. 이용할 수 있는 서비스가 있기는 하지만, 그런 서비스를 이용한다는 말을 꺼내기가 어려워요. 대체 이런 문화가 언제면 바뀔까요?"

"우리는 도움을 구하는 사람이 아니라 다른 사람에게 도움을 주는 사람이어야 한다는 생각이 있습니다. 제가 과거에 들었던 얘기들을 보면 도움을 필요로 하는 사람을 부정적으로 보는 경향이 있었어요. 하지만 요즘에는 이런 잘못된 생각이 많이 사라진 것 같습니다. 자기가 어떤 도움을 받을 수 있는지에 대해 얘기를 꺼내는 경찰들이 있거든요. 저는 총으로 사람을 쏜 이후에 도움을 구하러 간 적이 있습니다. 다르게 대응할 수도 있지 않았을까 자책하고 있었거든요. 상담은 믿기 어려울 정도로 좋았습니다. 아내가 옆에 함께 앉아 있는 상태에서 사건을 처음부터 끝까지 모두 자세히 보고해야 했거든요. 덕분에 아내도 모든 것을 이해할 수 있게 됐죠."

"경찰들은 상처를 속으로 꾹꾹 눌러 담으면서 이렇게 생각합니다. '나는 강해, 난 약한 사람이 아니야. 내 일은 내가 알아서 할 수 있어.' 하지만 자기가 무엇이 잘못됐는지 찾아내는 법을 배운 경찰이 결국 업무에서 살아남습니다. 그런 사람들은 도움을 구해서 상황을 개선할 수 있는 도구를 찾아낼 수 있거든요."

"우리는 타인을 돕는 사람입니다. 그래서 도움을 받는 사람이 되어서는 안 된다고 생각하죠."

흔히 사람들은 이렇게 생각한다. 하지만 최초대처자도 인간인 이상 자신의 영혼을 고통스럽게 하는 경험이 생길 수밖에 없다. 정신적 외상 사건을 경험하고 나면 누구든 뇌와 사고 과정에 상처를 받을 수

114

구조대의 SOS

있다. 정신적으로 건강한 것은 좋은 일이다. 강인하고 똑똑하다는 것은 스스로의 문제를 자각하고 자신이 필요한 것이 무엇인지 정직하게 평가해서 도움을 구할 수 있을 정도로 충분히 강하다는 의미이기도 하다.

"우리는 동료들 사이에서 약한 사람으로 비쳐지고 싶어 하지 않습니다. 그런 오명을 쓰고 싶지 않은 거죠. 우리는 굳건하고 자립심이 강한 사람으로 비쳐지길 원합니다. 자존심을 지키고 싶어서요. 도움을 받고 싶어지면 자존심이 슬며시 고개를 들면서 이렇게 말하죠. '무슨 소리야! 넌 도움이 필요하지 않아.' 이런 목소리에 굴하지 말고, 만약 도움이 필요하다면 도움을 받아야 합니다."

자신이 필요로 하는 도움을 구하면서 사생활도 함께 지킬 수 있다. 수천 명의 최초대처자들이 도움을 구하지 않는 바람에 외상 후 스트레스 장애, 급성 스트레스, 우울증으로 불필요하게 고통받고 있음을 꼭 기억하자. 급성 스트레스와 정서적 외상을 가하는 경험을 처리하려 노력하는 과정에서 몸과 마음은 우리가 이해할 수 없는 여러 가지 다른 방식으로 반응한다. 자신을 괴롭히는 것들을 부정하고, 억압하고, 숨긴다고 해서 그것이 사라지지는 않는다. 오히려 증상만 더욱 악화시킬 뿐이다.

"저는 상담 서비스를 받으러 가야 했습니다. 약속을 잡아서 갔는데 치료사가 제게 우울증이 있는지 보려고 검사를 하더군요. 1점부터

10점 사이의 점수에서 저는 8점을 받았습니다. 아주 높은 수치죠. 저는 제가 우울증이 있는지도 몰랐습니다. 그게 더 무서웠죠. 전혀 자각하지 못하고 있었던 겁니다."

"도움을 받지 않는 사람들은 우울증에 빠지고, 자신을 돌보는 일에 관심이 없어지기 시작하죠. 그래서 술을 마시고, 도박을 하고, 마약을 하고, 점점 나락에 빠져들다가 자살로 이어집니다. 이 모든 것이 도움을 받으려 하지 않기 때문에 일어나는 일이죠."

최초대처자는 거칠고 강인해야 한다는 선입견 때문에 무의미한 죽음을 맞는 경찰이 폭행, 살인, 사고로 사망하는 경찰보다 몇 배나 많다. 매년 경찰관의 사망 원인 1위는 자살이 차지하고 있다. 강한 척 보일 수만 있다면 직업을 잃고, 배우자를 잃고, 영혼을 잃고, 자신이 사랑하는 모든 것을 잃어도 상관없다는 말인가? 자신의 직업과 삶이 통제불능의 상태로 빠져들 때 자존심은 사실 아무런 도움도 되지 않는다. 현실적인 사람은 건강하게 살아남는 데 필요한 일을 한다. 그래야 자신을 사랑하고 필요로 하는 사람들을 돌볼 수 있기 때문이다.

"도움을 줄 수 있는 서비스가 있는데도 찾아가지 않는 경찰들은 심한 스트레스를 받고 궁지에 몰리죠. 네, 무서운 일입니다. 어쩌면 경찰들의 자살률이 그렇게 높은 이유가 그것 때문이 아닐까요? 둘 사이에는 상관관계가 있습니다. 경찰들은 그런 일(최근에 일어난 범죄, 같은 경찰서에서 있었던 자살 사건)을 겪어도 아마 도움을 구하지 않을 겁니다.

물론 다른 사람들은 징조를 눈치채겠죠. 하지만 정작 본인은 도움을 구하려 하지 않습니다."

"저는 업무 관련 정신적 외상과 그것 때문에 생긴 음주 문제로 상담 서비스를 받으러 갔습니다. 제가 했던 일 중에서 가장 힘든 일이었어요. 저는 오후 4시에 일을 마치면 4시 10분에 벌써 술집에 가 있고는 했습니다. 어떻게 도로경찰에게 정차당하지 않고 집에 갔는지 정말 모를 일이에요."

이렇게 말한 경찰관은 분명 다른 것이 아무것도 효과를 보지 못했을 때, 그 점을 인식하고 현명하게 도움을 구함으로써 자신의 경력을 구원할 수 있었을 것이다. 음주, 약물 남용, 난잡한 성생활, 우울증, 도박 등은 급성 스트레스나 정서적 외상 같은 밑바탕 원인들이 건강하고 효과적인 방식으로 처리되지 못했을 때 나타나는 증상들이다.

_ 동료와 상관의 지원은 헤아릴 수 없이 소중하다

"위기 상황을 극복하지 못하면 자신을 통제하지도 못하는 뭔가 잘못된 사람이라는 낙인이 찍힙니다. 한번 이렇게 낙인찍히면 극복하기가 어렵습니다. 경찰서에서는 독립적인 사고방식을 중요시하기 때문에 경찰들은 자기를 가로막는 상황을 모두 스스로 해결해야 한다는 분위기가 있거든요. 이런 상황에서는 동료 경찰의 지원이 큰 도움이 됩니다. 자기가 감당 못 할 일이 생기면 다른 사람들에게 도움을 요청하는 것도 괜찮다고 이해해주는 동료들의 말을 들을 수 있으니까요. 함께 대화할 수 있는 동료나 경험이 많은 사람이 있는 정신건강증진과나 다른 서비스가 있으면 도움이 됩니다. 이 업무는 부정적인 효과를 갖고 있기 때문에 이런 지원을 받지 않으면 결국 폭발 일보 직전까지 가서 직업적인 면에서나 개인적인 면에서 안 좋은 영향을 받을 수 있습니다."

"제 생각에는 한 경찰관에게 상관이나 멘토, 혹은 진정으로 자신의 안녕에 신경 써주는 사람이 손을 내밀어주면 그 사람은 혼자 남아 제멋대로 하지 않고 필요한 도움을 받게 될 가능성이 좀 더 커질 것 같습니다."

상관이나 동료 경찰들이 자기가 의지하며 함께 일하는 사람들의 안녕에 개인적으로 관심을 가져야 하는 이유가 이것이다. 최초대처자들은 서로에게 관심을 쏟고, 자신이 염려하고 있다는 사실을 보여주고, 서로를 보살필 수 있는 방법을 적극적으로 찾아 나서야 한다. 연민을 가지고 동료 경찰들에게 진정한 관심을 쏟고 있음을 보여주면 다른 사람들이 어떤 문제를 겪고 있든 간에 그것에 잘 대처할 수 있게 도울 수 있다. 그것으로 그 사람의 경력, 심지어는 목숨을 구원할 수도 있다. 비슷한 일을 경험했던 동료와 대화를 나누거나 다른 곳에서 도움을 구하는 일은 자기의 상황을 이해하고 치유하는 데 반드시 필요한 과정일 때가 많다. 모든 최초대처자 기관에 동료지원팀이 반드시 있어야 하는 이유도 이것 때문이다. 동료지원팀이 있음으로 인해 얻을 수 있는 이득, 그리고 그런 팀을 꾸리고 유지하는 방법에 대한 자세한 이야기는 7장에 나와 있다.

"저한테는 경찰관 친구가 하나 있는데 제가 이혼하는 과정에서 많이 도와줬죠. 나중에 그 부분에 대해서는 따로 계산서를 청구할 거라고 농담도 합니다. 그 경찰관은 그냥 친구예요. 정말 좋은 친구죠. 그 친구는 제게 문자를 보내거나 전화를 해서 내 상태를 살핀 다음 이렇게 말하고는 합니다. '만나서 점심이나 같이 먹자.' 그 친구가 제게 먼저 손을 내밀어 주니까 제가 나서서 도움을 구할 필요가 없었어요. 저는 누가 먼저 도움의 손길을 내밀기 전에는 먼저 나서서 도와달라고 하는 사람이 아니거든요. 제가 도움이 필요하다는 것을 알고 있을 때는 언제든 친구가 주는 도움을 받을 겁니다."

최초대처자가 서로를 보살피고 도와야 한다는 사실을 보여주는 훌륭한 사례다. 이 사례를 보면 힘든 시기를 보내고 있는 동료를 얼마나 훌륭하게 돕고 있는지 모른다. 최초대처자들은 자기의 생존이 곁에서 함께 일하는 동료에게 달려 있다는 사실을 늘 명심해야 한다. 동료들의 안녕이 우리의 최고 관심사가 되어야 한다. 은퇴할 때까지 건강하고 강인한 영혼으로 살아남으려면 우리는 서로에게 의지해야 한다.

＿ 업무 외 인간관계와 취미를 구축하자

"제가 보기에 어떤 경찰들은 자기 직업을 지나치게 진지하게 받아들이는 것 같습니다. 직업이 곧 자신의 삶이라 생각해요. 이런 사람들한테는 경찰서 말고는 아무것도 없어요. 경찰에게는 일과 상관없는 다른 배출구가 필요합니다. 그렇지 않으면 직업에 산 채로 잡아먹히고 말아요. 그러고 보면 사람들은 이 직업을 시작할 때 자기가 무슨 일에 발을 들여놓는 것인지 제대로 이해하지 못하는 것 같습니다."

"이 직업은 내가 하고 싶은 일이지, 나의 본질 그 자체는 아닙니다. 저는 처음에 이렇게 생각했어요. '나는 경찰이다. 나는 경찰이다.' 하지만 이제는 더 이상 그러지 않습니다. 제가 하는 일이 여전히 자랑스러운 것은 사실이죠. 하지만 더 이상 직업이 나의 모든 것은 아닙니다."

"제가 경찰서에 아이들의 사진을 갖다놓은 것은 다 이유가 있죠. 저는 벽에 붙인 사진을 보면서 내가 이 일을 하는 이유는 무엇이고, 내게 의지하고 있는 사람이 누구인지를 항상 마음에 새깁니다."

"업무 외적인 취미는 무척 중요합니다. 경찰들은 경찰 친구 말고 다른 친구도 있다고 말하지만, 실제로는 그렇지 못한 사람들이 얼마나 많은지 몰라요. 걱정스러운 일이죠. 그들은 그런 사실을 스스로 인정하지 않아요. 몇 년 전에 은퇴한 경찰관 친구가 있는데, 그 친구는 은퇴하자마자 어쩔 줄을 몰라 했습니다. 친구라곤 경찰관밖에 없었는데 모두 현역으로 일하고 있었거든요."

"저는 경찰이 아닌 가까운 친구들을 두고 있습니다. 그런 친구가 있어야 제대로 된 현실감각을 가질 수 있거든요. 모든 사람이 당신을 해치려고 드는 용의자는 아닙니다. 세상에는 친절한 사람들이 많습니다. 경찰서 사람들하고만 어울리지 않는 덕에 저는 현실감각을 유지할 수 있습니다. 아주 가까운 친구들이 이렇게 말해주거든요. '아니야, 저 사람한테 소리 지르라고 차문 내리는 거 아니잖아.', '세상 사람이 다 범인이냐? 제발 다른 사람들을 그렇게 의심하는 눈으로 쳐다보지 좀 마라.'"

"남편, 아빠, 코치, 청소년 지도자 등 경찰이나 다른 최초대처자보다 더 중요한 역할을 갖고 있어야 합니다. 직업이 영원한 것은 아니니까요."

"정서적으로 생존하려면 강력한 사회적 유대감, 서로 사랑하고 보살펴주는 인간관계, 그리고 견고한 지지 모임이 필요합니다. 지지해주는 존재가 없으면 쓰러지게 됩니다. 그래서 저는 업무 외 친구들도 많이 사귑니다."

"어떤 경찰들은 은퇴하고 얼마 못 가 곧 죽습니다. 이런 사람들은 다른 취미도 전혀 없고, 경찰이 곧 인생이었어요. 그것밖에 아는 것이 없죠. 하지만 저는 항상 다른 취미 생활을 하고 있습니다."

정서적·영적 생존의 중요성
"자각이 핵심입니다. 훌륭한 경찰에게는 그것이 있죠."

"저는 가끔 경찰들을 보면서 이런 생각을 합니다. '저 사람은 절대로 은퇴하지 않을 것처럼 일하는군.' 그 사람들이 어떤 실수를 하고 있는지가 보여요. 경찰학교에 있을 때는 사람이 80명이 넘었지만, 지금은 그중 11명밖에 남지 않았거든요."

"훈련생들은 저를 편안하게 생각해서 말을 잘 붙입니다. 저는 일부 훈련생에게 이렇게 말하죠. 이 일이 모든 사람에게 맞는 일은 아니니 그만두고 싶다고 해서 부끄러운 일은 아니라고 말이죠. 가정 폭력, 알코올중독, 자살 등 여러 가지 안 좋은 결과가 나올 수 있습니다. 이 업무에는 사람에게 타격을 주는 요소들이 들어 있죠."

"우리가 모든 것을 통제할 수는 없기 때문에 어렵습니다. 성공적인 경찰은 아무리 열심히 노력해도 통제가 불가능한 일이 있음을 잘 알고 있습니다. 불가능한 일은 내려놓는 법을 배워야 합니다."

"결론은 경찰의 역할은 사람들을 돌보는 일이라는 것입니다. 사람들을 감옥에 보내는 것이 경찰 임무의 전부는 아니에요."

한 주요 경찰국을 대상으로 광범위하게 이루어진 이 연구는 영적 생존과 정신건강증진 훈련에 초점을 맞출 필요가 있음을 아주 분명하게 보여주고 있다.

개인적 인간관계 개선을 위한 자각 질문

:: 당신에게 가장 중요한 개인적 인간관계는 무엇입니까? 그리고 그 인간관계가 그토록 중요한 이유는 무엇입니까?

:: 개인적 인간관계에서 오는 지원은 필수 요소다. 이 질문은 자기에게 어떤 인간관계가 가장 중요하고, 당신이 그로부터 얻는 것은 무엇인지 발견할 수 있게 도우려고 만든 것이다. 일단 이 부분을 이해하고 나면 당신은 이 인간관계가 당연한 것이 아니라 자신의 버팀목임을 받아들이고, 자신의 건강을 위해서라도 이들 인간관계의 개선을 위해 적극적으로 노력할 수 있게 된다.

:: 자신에게 가장 중요한 인간관계를 어떻게 개선할 수 있겠습니까? 상처받은 인간관계를 회복하고, 과거의 잘못을 만회하기 위해 할 수 있는 일에는 무엇이 있습니까?

:: 내려놓고, 용서하고, 용서를 구하는 일은 건강하고 성숙한 인간관계에 모두 중요한 요소들이다.

:: 당신이 개인적으로 위로를 받는 곳은 어디입니까? 당신은 타인들을 어떻게 위로하고 돕습니까?

:: 최초대처자들에게는 위로받고 평화를 느낄 수 있는 곳이 절실하게 필요하다. 자신에게 위로를 주는 것이 무엇인지

발견하고 기억한다면, 그 존재를 무시하지 않게 될 것이다. 당신에게 평화를 주고 편안함과 위로를 주는 것이 무엇인지 찾아보자. 그래야 당신도 타인을 더 잘 위로할 수 있게 될 것이고, 이것이 다시 당신의 영혼을 풍요롭게 만들어준다.

5장
정신적 외상에 대비하는 법과 치료법

우리는 유한한 실망을 받아들여야만 한다.
하지만 결코 무한한 희망을 잃어서는 안 된다.
_ 마틴 루터 킹 2세(Martin Luther King Jr.)

테일러 경관은 연이어 닷새나 전화로 병가를 냈다. 그녀는 닷새 동안 화장실에 가거나 뭐 좀 먹으러 나오는 일 빼고는 침대를 벗어나지 않았다. 그녀는 자기가 정서적 고통을 견디고 있다는 사실을 의식하지 못한 채 침대에 누워 그저 바깥세상이 돌아가는 모습만 물끄러미 지켜보고 있었다. 테일러도 한때는 매일 일터로 나가는 것을 사랑하던 열정 넘치는 경찰이었다. 하지만 8년이 지난 지금 자기에게 대체 무슨 일이 일어난 것인지 자신도 이해하지 못하고 있다. 그녀는 자기가 무언가를 정말로 즐기고 좋아했던 때가 언제였는지 기억조차 나지 않았다. 이제는 가족과도 제대로 어울릴 수 없고, 미쳐간다는 소리를 들을까 봐 겁이 나서 친구들도 피했다. 일하러 간다는 생각만 해도 끔찍했다.

테일러 경관은 마음이 냉담해져서 사람에게 아무런 감정도 느낄 수 없었다. 지금 그녀가 느끼는 것이라고는 내면의 공허와 무기력밖에 없었다. 영혼의 고통이 절대적인 힘으로 그녀를 압도하고 있었다. 마치 영혼이 칼에 관통당한 느낌이었다. 그녀의 마음은 설명할 수 없을 정도로 고통스러웠다. 아무런 희망이 느껴지지 않았고, 이런 우울한 상태에서 계속 업무를 이어가야 한다는 생각을 견디기 어려웠다.

그때 다른 방에 놓여 있는 권총이 테일러 경관의 눈에 들어왔다. 그녀는 스스로 목숨을 끊는 것 말고는 이 정서적 고통을 끝낼 방법이 없음을 깨달았다. 그녀는 방으로 걸어가 자기의 권총 허리띠를 물끄러미 쳐다보았다. 떨리는 손으로 천천히 권총 손잡이를 집는 순간 그녀는 어떤 위안을 느꼈다. 이 권총은 8년 동안 자기를 안전하게 지켜준 무기다. 이제 이 권총이 마지막으로 자기에게 평화를 줄 것이다. 테일러 경관은 권총을 허리띠에서 뺐다. 그리고 경찰학교를 막 졸업하고 경찰이 되어 웃고 있는 자기 사진이 붙은 복도를 지나 침실로 돌아갔다.

테일러 경관은 오른손으로 총을 쥔 채 침대에 앉아 권총을 무릎 위에 올려놓았다. 총을 들어 총구를 입속에 집어넣자 눈물이 뺨 위로 흘러내리기 시작했다. 그 순간 테일러 경관의 고양이가 침대 위로 뛰어올라 그녀의 허벅지에 얼굴을 문지르며 가르릉거렸다. 순간 테일러 경관은 자기가 죽고 나면 아무도 이 고양이를 돌봐줄 사람이 없음을 깨달았다. 고양이를 너무도 사랑한 덕분에 그녀는 무아지경 같은 상태에서 빠져나와 어떻게 하면 살아남을 수 있을지 생각하기 시작했다. 그녀는 마음을 추스른 후에 경찰서 소속 심리치료사와 동료지원 팀에 도움을 구했다. 그녀는 자기가 심각한 외상 후 스트레스 장애를 겪고 있으리라고는 생각도 못 했었다. 그리고 자신이 미쳐가고 있던 것이 아니라 마음과 영혼에 심각한 상처를 받아 고통받고 있었던 것임을 깨달았다. 외상 후 스트레스 장애에 대단히 효과적인 치료법인 EMDR(안구운동 민감소실 및 재처리 요법)을 몇 번 받지도 않았는데 증세가 호전되기 시작했다. 테일러 경관은 이제 아주 잘 지내고 있다.

응급 최초대처자라는 직업은 본질적으로 정신적 외상 사건이나 급성 스트레스에 반복해서 노출될 수밖에 없기 때문에 급성 스트레스 장애(acute stress disorder)나 외상 후 스트레스 장애를 야기하는 사건을 피하기가 불가능하다. 이런 이유 때문에 우리는 직업에서 비롯되는 반복적인 정신적 외상을 건설적으로 처리하는 법을 반드시 배워야 한다.

수십만 명의 전·현직 응급 최초대처자가 외상 후 스트레스 장애나 급성 스트레스 장애로 고통받고 있는 것으로 추정된다. 정신적 외상을 주는 사건이 크게 한 건 발생하거나, 혹은 스트레스가 심한 상황이 반복되어 그 효과가 누적되다 보면 파괴적인 급성 스트레스나 급성 스트레스 장애를 야기할 수 있다. 만약 이런 상태가 해소되지 못하고 악화되면 외상 후 스트레스 장애로 발전할 수 있다. 사실 외상 후 스트레스 장애는 위기 상황이나 급성 스트레스를 처리하는 뇌의 능력에 손상이 일어난 것이고, 이로 인해 몇몇 심각한 증상이 나타날 수 있다.

급성 스트레스 장애는 외상 후 스트레스 장애의 증상과 똑같이 여러 가지 증상을 야기하는데, 다만 그 정도가 조금 약하다. 외상 후 스트레스 장애는 격심한 두려움, 공포, 무기력감을 야기하는 심리적 외상에 지속적으로 노출될 경우에 생긴다. 모든 응급 최초대처자는 정신과 영혼에 파괴적인 손상을 가할 수 있는 사건에 취약할 수밖에 없지만, 정신적 외상에 잘 대비하고 그것을 처리해서 증상의 강도와 지속 기간을 줄일 방법이 존재한다.

외상 후 스트레스 장애란 무엇인가

외상 후 스트레스 장애의 발달 과정을 심리학적 관점에서 이해하는 것이 중요하다. 외상 후 스트레스 장애는 응급 최초대처자가 위기 상황을 겪으면서 실제 죽음이나 심각한 피해, 혹은 그러한 위협과 관련된 정신적 외상에 노출되었을 때 발생하는 경향이 있다. 외상 후 스트레스 장애는 한 사람이 대단히 스트레스가 크고 위험한 상황을 반복해서 인내한 이후 시간이 흐르면서 진행될 수도 있다. 그런 사건이 일어나는 동안에는 일반적으로 극단적인 두려움, 무기력, 불안 등의 감정을 경험하게 된다. 또 사건을 겪는 동안 혹은 그 후에 정서적 마비를 경험하거나, 사건과 관련된 정보나 세부 사항을 떠올리는 능력이 사라지거나, 안개 속을 헤매는 느낌, 우울증, 거리를 두고 자신을 바라보고 있는 듯한 느낌이 반복되는 등의 증상을 경험할 수 있다.

사건이 끝나고 한참이 지난 후에도 외상 후 스트레스 장애 환자는 순간적 회상(flashback), 야경증(夜驚症, night terror), 환상을 통해 정신적 외상을 다시 경험할 수 있다. 외상 후 스트레스 장애의 신체 증상으로는 긴장 완화 능력 소실, 극단적인 불안, 심각한 수면장애, 극심한 동요와 함께 극단적인 과각성 느낌 등이 찾아올 수 있다. 때로는 특정 사람이나 장소를 피하거나, 근무 교대 시간을 바꾸거나, 출근을 하지 않음으로써 위기 상황을 떠올리게 하는 것은 무엇이든 회피하려 하기도 한다. 그리고 의도하지 않았던 직무유기를 경험하기도 한다. 다른 잠재적 증상으로는 심각한 기분 장애가 있다. 이 경우 타인과 단절된 기분을 느끼고, 예전에 하던 방식으로 자신의 느낌을 표현할 수 없게 되기도 한다. 외상 후 스트레스 장애로 고통받는 응급 최초대처자는 침투적 사고, 분노, 집중력 저하, 과장된 놀람 반사(startle response), 지속적 우울증, 감정 통제불능 등을 경험할 수 있고, 정신적 외상 사건이 머릿속에서 자꾸만 반복되는 것을 도저히 멈출 수 없을 때도 있다.

이런 증상들은 업무 수행 능력이나 전반적인 삶의 질에 대단히 부정적인 영향을 미친다. 이것이 적응 능력 저하나 위험 감수 행동으로 이어지는 경우도 많다. 이를테면 과도한 음주, (합법적-비합법적)약물 사용, 문란한 성생활이나 불륜, 도박, 포르노 같은 다양한 중독 등이다. 적응 능력 저하의 다른 조짐으로는 가족 관계가 어려워지고, 혼자 있고 싶은 생각이 과도해지는 것 등이 있다.

이 모든 증상들이 정신이 정신적 외상을 처리하려고 시도하는 과정에서 자연스럽게 나오는 정상적인 생리 반응임을 깨닫는 것이 대단히 중요하다. 뇌의 정상적인 처리 능력이 손상을 입은 상태이기 때문이다. 사람에 따라 경험하는 증상의 강도는 다를 수 있지만, 모든 응급 최초대처자는 외상 후 스트레스 장애의 손상과 증상에 취약할 수밖에 없다. 당신이 가장 중요하게 기억해야 할 것은 이런 증상 중 어느 하나라도 나타나면 반드시 도움을 요청해야 한다는 것이다. 증상에 저항하거나 증상을 숨기려고 애쓰다가는 본의 아니게 급성 스트레스 장애의 증상을 악화시켜 외상 후 스트레스 장애로 키우거나, 외상 후 스트레스 장애의 증상을 더욱 악화시켜 삶을 심각하게 바꾸어놓을 수 있다. 이런 증상들은 보통 저절로 사라지는 법이 없다. 미리 증상에 대처하는 법을 훈련받거나 경험자의 도움을 받아 당신의 마음이 정신적 외상 사건을 적절한 관점에서 바라볼 수 있게 해야 한다. 그런 과정을 통해 증상이 완화될 수 있다.

　도움이 필요한 사람이 도움을 구하는 것은 결코 부끄러운 일이 아니다. 이것은 지극히 정상적인 일이다. 정서적 생존과 건강이라는 측면에서 보면, 예방과 정신건강 유지를 위해 외상 후 스트레스 장애 치료에 경험이 많고 최초대처자 치료 경험이 많은 치료사를 1년마다 한 번씩 정기적으로 만나보아야 한다. 해당 증상이 전혀 없더라도 말이다. 정신건강을 위해 할 수 있는 모든 것에 최선을 다하지 않는 것이 오히려 부끄러운 일이다. 효과가 입증된 도움 방법들이 나와 있는 데도 자기 삶의 질을 저하시키는 요인들을 그대로 방치하고 고통받는 것은 크나큰 비극이 아닐 수 없다. 외상 후 스트레스 장애는 당신이 잘못해서 일어난 것이 아니다. 당신에게 일어난 일 때문에 일어난 것이다.

어떻게 대비할 것인가

외상 후 스트레스 장애 증상의 강도를 제한하고 정신적 외상을 건설적으로 처리하려면 무엇보다 대비가 우선이다. 정서적 생존 가능성을 최대로 끌어올리기 위해서는 정신적으로 육체적으로 대비할 필요가 있다. 2장에서 소개한 영적 건강 연습법은 일단 정신적 외상 사건이 일어난 후에 거기에 대처할 수 있도록 당신의 정신, 영혼, 정서를 강화해준다. 여기서 설명하는 정신건강증진법 역시 당신이 급성 스트레스 장애와 외상 후 스트레스 장애에 대비하고 그 영향을 완화하는 데 도움을 줄 것이다.

지원 시스템을 마련하자

가족과 친구들로 구성된 신뢰할 만한 지원 시스템을 구축하자. 정신적 외상 사건 이후든, 혹은 큰 스트레스에 지속적으로 노출된 이후든, 위기 상황을 경험한 후에 예상되는 일이나 당신이 하게 될 가능성이 높은 행동 등에 대해서 그들과 함께 의논하자. 그리고 그들이 가장 효과적으로 당신을 지원하고 도울 수 있는 방법이 무엇인지에 대해서도 의논하자. 당신의 육체적·정신적·정서적 건강과 안녕, 그리고 당신 삶의 질은 모두 당신이 얼마나 대비를 잘 해놓았고, 또 얼마나 효과적인 지원 시스템을 마련해놓았느냐에 달려 있음을 명심하자.

매년 정서적 생존 및 정서적 건강 검사를 받자

예방 및 정신건강 유지 방법의 한 형태로 응급 최초대처자의 정신적 외상 치료를 전문으로 하는 심리치료사와 상담하여 당신이 과거의 정신적 외상으로 인해 부정적인 영향을 받고 있지는 않은지 확인하고, 정신적 외상과 스트레스에 좀 더 효과적으로 대처하는 방법에 대한 통찰을 얻도록 하자. 매년 정기 검사를 받자는 것은 무언가가 잘못되어 있기 때문에 검사를 받는 것이 아니다. 당신에게 어떤 영향이 미쳤을 수도 안 미쳤을 수도 있지만, 그와 상관없이 예방과 정신건강 유지의 한 방편으로 정신건강을 검사하고 직업적·개인적으로 지나간 1년에 대해 이야기를 나눠보자는 것이다. 이것은 매년 의사를 찾아가 신체검사를 받는 것과 비슷하다. 이 정기 검사의 목적은 다음과 같다.

- □ 현재 당신을 걱정하게 만드는 사안에 대해 논의한다. 1년 동안 직업적·개인적으로 어떤 일들이 있었는지 대화한다.
- □ 지난 1년에 대해 전반적으로 검토하면서 관심이 가는 영역이나 당신이 변화시키고 싶은 영역을 찾아본다.
- □ 지난 스트레스 사건이나 정신적 외상 사건 동안 당신이 보여주었던 적응 능력과 회복탄력성(resiliency)을 검사한다. 당신의 적응 메커니즘이 무엇인지 논의한다. 그 메커니즘은 건강한가? 어떻게 하면 그 메커니즘을 개선할 수 있을까?
- □ 다음 해의 목표를 설정한다.
- □ 정신적 외상, 외상 후 스트레스 장애, 최초대처자의 치료를 전문으로 하는 치료사와의 대화에 익숙해지고 편해진다. 그렇게 함으로써 미래에 당신이 그런 대화가 필요하다고 느낄 때 더 편안한 마음으로 도움을 구할 수 있게 될 것이다.

_ 정신적 예행연습을 하자

결국에는 상당한 정서적 외상 사건을 경험하게 될 것이고, 그것을 이기고 살아남게 되리라는 마음가짐을 키우자. 그런 사건이 일어나는 동안이나 그 이후에 당신이 그 경험을 어떻게 처리할 것인지, 당신이 정신적 외상을 처리하고 적절한 관점으로 바라보는 데 도움이 될 것은 무엇인지 머릿속으로 그려보자. 자신이 정신적 외상 사건을 경험하고 그것을 극복하는 모습을 정신적 예행연습과 시각화를 통해 머릿속에 그려보는 것은 대단히 중요하다.

전략적 호흡 연습

《전사의 마음가짐(Warrior Mindset)》과 《전투에 임하여(On Combat)》의 공동 저자 데이비드 그로스먼(David Grossman) 중령에 따르면 전략적 호흡(tactical breathing)은 정신적 외상 기간 동안에 최고 수준의 기능을 할 수 있게 도울 뿐 아니라, 후유증을 다스릴 수 있도록 돕는 극적인 효과가 있는 것으로 밝혀졌다. 전략적 호흡은 본질적으로 다음과 같이 구성되어 있다. 정신적 외상 사건 직전이나 직후, 혹은 머릿속에 그 사건이 다시 떠오르는 동안에 코를 통해 크게 숨을 들이마시고 잠시 멈추었다가 4초에 걸쳐 천천히 입으로 숨을 내쉰다. 이 과정을 몇 번에 걸쳐 반복한다. 이렇게 하면 정신과 육체의 자율신경 반응을 진정시켜 스트레스를 가라앉혀 준다.

위기 상황 스트레스 관리

위기 상황을 경험한 후 며칠 안으로 위기 상황 스트레스 관리(Critical-Incident Stress Management, CISM)를 하자(이것에 대해서는 이 장 뒷부분에서 따로 설명하겠다).

전문가의 도움을 받는 것을 미루지 말자

심각한 위기 상황을 겪은 후에는 도움이 필요하다고 느껴지든 그렇지 않든 빠른 시간 안에 정신적 외상 사건에 경험이 많은 심리치료 사를 찾아 도움을 구하자. 대부분의 기관에서는 근로자 지원 프로그 램(Employee Assistance Program)을 통해 심리치료사와 계약을 체결하고 무료로, 혹은 아주 저렴한 비용으로 비밀 상담 기회를 몇 번에 걸쳐 제공하고 있다. 급성 스트레스 장애와 외상 후 스트레스 장애의 치료 는 비교적 단기간에 치료가 이루어지고 대단히 효과적이다. 특히 사 건을 겪고 짧은 시간 안에 치료를 받을수록 효과가 좋다.

_ 수분을 충분히 섭취하자

수분을 충분히 섭취하는 습관을 들이자. 하지만 에너지 음료나 커피, 스포츠 음료가 아닌 물을 통해 수분을 섭취해야 한다. 수분을 충분히 섭취하면 뇌가 기민한 상태를 유지하고 정신적 외상을 좀 더 효과적으로 처리하는 데 도움이 된다. 충분한 수분 섭취와 충분한 수 면 관리가 함께 이루어지면 정신적 외상에 대비하는 데 큰 도움이 되 고, 외상의 영향도 줄일 수 있다.

_ 자신이 당했던 사고에 대해 이야기를 나누자

비판 없이 자기의 이야기에 귀를 기울여 주고, 자신을 이해하며 함께 대화를 나눠줄 사람을 찾아보자. 정신적 외상 사건을 경험했던 동료지원팀 동료(7장 참조)는 비밀리에 도움받을 수 있는, 값을 매길 수 없을 만큼 소중하고 믿을 만한 힘이 되어준다. 이런 사람들과의 대 화를 통해 외상에 대한 대처를 시작할 수 있다.

외상 후 스트레스 장애를 치료하는 법

외상 후 스트레스 장애는 뇌의 적응 능력에 일어나는 복잡한 손상으로 장애가 발생한 사람은 기억력, 정서적 반응, 지적 과정, 신경계가 모두 붕괴되고 만다. 외상 후 스트레스 장애는 정신적 외상을 가하는 위기 상황을 겪고 즉시 발생할 수도 있고, 몇 주나 몇 년 후에 발생할 수도 있다. 외상 후 스트레스 장애 증상을 경험하는 사람 중 대략 40 퍼센트 정도는 증상이 뒤늦게 발현된다. 그리고 외상 후 스트레스 장애가 생기는 사람의 80퍼센트 정도는 심장질환, 당뇨병, 과체중 등 다른 심각한 건강상의 문제도 함께 발생한다.

당신과 당신의 가족이 염두에 두고 지켜보아야 할 외상 후 스트레스 장애의 잠재적 징후가 몇 가지 있다. 다음을 참조하자.

□ 악몽과 야경증으로 잠에서 자주 깬다.
□ 평소에는 아무렇지 않게 지나가던 별것 아닌 일에도 갑자기 분노를 터트린다.
□ 가족, 친구와의 교류와 활동을 피하려 한다.
□ 업무에 지장이 있다.
□ 평소보다 업무에 소홀하다.
□ 잠들기 위해, 혹은 옛날 일을 잊기 위해 술을 너무 많이 마시거나 약물을 남용한다.
□ 출근하기 전에 불안해지거나 심지어 구토를 하기도 한다.

외상 후 스트레스 장애를 겪는 사람은 무슨 일이 일어났는지, 자기가 어떻게 변했는지 깨닫지 못할 때가 많다. 가족이나 동료가 이런 징후를 봤을 때는 적절한 질문을 던지면서 도와주어야 한다. 직장 동료와 가족은 함부로 판단하려 들거나 극복을 강요하지 않으면서 그 사람을 뒷받침하고, 그 사람의 안녕에 대해 진정 어린 염려를 보임으로써 그 사람이 긍정적인 방식으로 도움을 구할 수 있게 보조해줄 수 있다. 다음에 나오는 질문들은 강압적이거나 비판적이지 않은 질문들로 처음 대화를 시작할 때 사용하면 좋다.

□ "요전 날 보니까 평소 모습이 아니던데, 무슨 골치 아픈 일이라도 있어요?"
□ "밀린 얘기라도 하게 커피 좀 가져올까요? 지난 몇 주 동안 보니까 평소와 달라 보였어요."
□ "요즘 걱정돼요. 괜찮은 거예요? 대화나 무엇이든 필요하면 말해요. 내가 여기 있으니까요."

응급 최초대처자를 뒷받침하기 위해 배우자나 다른 가족들이 할 수 있는 일에 대한 정보는 8장에서 자세히 다루겠다.

인지행동치료, 인지과정치료, 스트레스 면역치료, 안구운동 민감소실 및 재처리 요법 등 몇 가지 효과적인 외상 후 스트레스 장애 치료법이 나와 있다. 이 치료 방법들 모두 미국 국방부, 미국 원호부, 미국정신의학회, 국제트라우마스트레스학회에서 지지하는 방법이다. 이 장의 나머지 부분에서는 많은 최초대처자들에게서 특히나 효과를 본 두 가지 도구를 소개하겠다.

안구운동 민감소실 및 재처리 요법(EMDR)

안구운동 민감소실 및 재처리 요법은 가장 효과적인 치료 방법 중 하나다. 이 치료법을 뒷받침하는 이론적 배경은 정신적 외상 경험이 뇌의 생화학적 균형을 깨뜨린다는 것이다. EMDR은 가속화된 정보처리 과정(Accelerated Information Processing)의 한 형태로, 뇌의 막혀 있던 정보처리 시스템을 뚫어주는 역할을 한다. EMDR은 정신적 외상 사건으로 인해 뇌의 정상적인 처리 과정이 바뀌었을 때, 정신적 외상 사건 이후로 마무리되지 않은 채 남아 있던 처리 과정을 마무리 지을 수 있게 해주는 것으로 보인다.

EMDR의 목적은 정상적으로 처리·해소되지 않은 채 남아 있는 정신적 외상 사건에 관한 정보를 머릿속에서 재구성할 수 있게 해주는 것이다. 이것은 당사자가 해당 사건에 대해 생각하거나 이야기를 할 때 경험하는 감정의 폭주를 제거할 수 있게 도와준다. 정신적 외상이 정신적으로 해소되지 않으면 자신의 자제력에 대해 부정적인 관점을 갖게 된다. 이것은 한 사람의 생애에 걸쳐 여러 형태로 발현되는 부정적인 이미지와도 관련이 있다.

EMDR을 통해 정신적 외상 사건이 완전히 처리·해소되면 정신적 외상을 기존에 가지고 있던 관점과 판단 기준에 맞도록 동화시키는 과정이 가속화되는 것으로 보인다.

치료사들은 세 갈래 접근 방식을 이용하여 원래의 정신적 외상 사건을 다루고, 안 좋은 적응 행동을 자극하는 현재의 내적·환경적 촉발 요인을 이끌어내고, 바람직한 행동 반응을 정착시켜 이것이 자연스러운 행동으로 자리 잡게 만든다. 캘리포니아 남부의 한 소방대장이 쓴 다음 이야기는 EMDR이 얼마나 효과적인지 보여주는 좋은 사례다.

소방대장인 저는 동료들과 함께 수백 건의 교통사고에 대응해왔습니다. 그중에는 마음을 심란하게 만드는 사망 사고도 여러 건 있었죠. 한 자동차 충돌 사고는 처음에는 다른 사건들과 별다를 것이 없어 보였습니다. 이름을 알 수 없는 한 무고한 희생자가 있었습니다. 멍하니 먼 곳을 바라보고 있던 핏기 없는 얼굴만 기억납니다. 무고한 26세 여성이 한 음주운전자 때문에 죽었습니다. 이 여성은 이른 새벽에 술에 취한 남편을 대신해서 운전대를 잡았죠.

이 장면은 음주운전 충돌 사고에서 일상적으로 보는 장면이었습니다. 피범벅이 된 두 사람은 척추 고정 장치를 하고 누워 있다가 한 대의 구급차에 실려 병원으로 가게 되었죠. 두 사람 중 한 명은 젊은 아내가 사망했다는 소식을 들었고, 나머지 한 명은 자기 때문에 방금 한 여성이 죽었다는 소식을 들은 참이었죠. 그동안 희생자는 천에 덮여 길 위에 그대로 누워 있었습니다. 그 여성의 피가 천을 물들이고 있었습니다. 몇 분 전까지만 해도 생기가 넘치는 아름다운 여성이었던 사람이 시체가 되어 누워 있었습니다.

안타까운 일이지만 심하게 망가진 자동차와 여기저기 흩어진 잔해는 우리에게는 일상이 되어버린 장면입니다. 누군가 불필요한 죽음을 맞이해야 했던 비극의 똑같은 반복이죠. 하지만 어떤 이유인지, 이 젊은 여성의 얼굴만큼은 내 뇌에 그대로 각인되어버렸습니다. 생기 없는 얼굴을 하고 부릅뜬 눈으로 나를 정면으로 바라보던 그 여성의 얼굴이 좀처럼 머리에서 지워지지 않았습니다. 심란한 장면과 비극을 목격하고 난 후였으니 그날의 나머지 근무시간에 좀 힘이 든다고 해도 그리 이상할 것은 없었죠. 하지만 이 사건은 달랐습니다. 그 전과는 다른 경험이었고, 전혀 반갑지 않은 경험이었어요.

밤이면 밤마다, 낮이면 낮마다 죽은 여성의 얼굴이 계속 눈앞에 아른거렸습니다. 어떤 때는 내 아내를 바라보는데 나를 물끄러미 바라보는 죽은 여성의 얼굴이 보이기도 하더군요. 저는 직장뿐만 아니라 집에서도 아주 든든한 지원 시스템을 가지고 있습니다. 이것은 아주 중요한 부분이죠. 하지만 내게 문제가 있다는 사실조차 모르고 있었으니 그런 지원 시스템을 이용할 수도 없었습니다.

그 사건이 있고 약 일주일 후에 악몽을 꾸고 잠에서 깼습니다. 꿈속에서 저는 사고 장면으로 되돌아가 있었습니다. 새어나오는 휘발유 냄새 속에서 뒤엉킨 잔해들을 넘어 다니면서 젊은 여성의 시신을 차에서 꺼내려 하고 있었죠. 실제 상황과 마찬가지로 꿈속에서도 그 젊은 여성은 머리에 심각한 부상을 입고 죽어 있었습니다. 그런데 꿈에서 내가 여자의 상체를 붙잡고 잔해에서 끌어내려고 하는데, 갑자기 그 여자가 눈을 뜨더니 우리 때문에 자기가 죽었다고 말하는 겁니다. 저는 식은땀을 흘리고 몸을 떨면서 잠에서 깼습니다. 도움을 구할 때가 되었다는 생각이 들더군요. 내 안에서 대체 무슨 일이 일어나고 있는지 알 수 없었고, 혹시 내가 미쳐가고 있는 것은 아닌가 궁금해졌습니다.

처음에는 제 소방서에서 근로자 지원 프로그램을 통해 도움을 주었습니다. 제게 치료사를 붙여주었죠. 그렇게 해서 한 번도 들어보지 못한 EMDR이라는 치료를 받게 됐습니다. 저는 이 끔찍한 이미지와 악몽을 머릿속에서 몰아낼 수만 있다면 물불 안 가리고 무엇이든 할 생각이었죠. 혼자 시도해본 것 중에는 효과를 본 것이 없었습니다. 제가 잊으려고 하면 할수록 고통스러운 이미지는 더 선명해지고, 더 자주 떠올랐습니다.

그런데 믿기 어려운 일이 일어났습니다. 제가 두 팔을 벌려 치료 과정을 받아들이고 나니 단 한 번의 치료로 증상이 사라진 것입니다. 정말 놀라운 변화였습니다. 저는 이 치료법이 제 마음속에서 실제로 효과를 나타내 사건이 종결되는 것을 직접 목격했습니다. 오늘날까지도 저는 왜 이 사건이 다른 사건들과는 다르게 저에게 그런 극적인 영향을 미쳤는지 알지 못합니다. 그리고 어째서 다른 경우도 아니고 하필 이 경우에서만 치료가 필요해졌는지도 알지 못합니다. 하지만 고맙게도 저는 치료법을 찾아냈죠.

위기 상황 스트레스 관리

위기 상황 스트레스 관리(CISM)는 심신을 약화시킬 잠재력이 있는 위기 상황의 영향을 완화하기 위한 선제적이고 포괄적인 접근 방법이다. 이것은 예방과 치료를 모두 아우르고 있다. 예방은 실제 위기가 찾아오기 전에 필요한 자원으로 최초대처자를 무장시킴으로써 급성 스트레스 장애나 외상 후 스트레스 장애의 증상에 더 잘 적응하고, 더 나아가 그러한 증상을 미연에 방지할 수 있게 한다. 지속적이고 주기적인 훈련 역시 CISM의 한 요소다. 이렇게 함으로써 위기 상황 스트레스의 본질, 기본적인 스트레스 관리 및 전략적 대처 기술, 회복탄력성에 대해 교육할 수 있다. 최초대처자는 불사신이 되어야 한다는 그릇된 개념과 싸우려면 스트레스의 본질을 현실적으로 직시하는 것이 무엇보다 중요하다.

CISM 수행 보고 프로그램의 효과

심각한 정신적 외상 사건에 연루되었던 사람들이 CISM 수행 보고 프로그램(CISM Debriefings)을 진행하면 (보통 사건 이후 하루나 사흘 안으로 이루어진다) 대단히 유용하다는 사실이 연구를 통해, 개인적 경험을 통해 입증되었다. CISM 수행 보고 프로그램은 지령요원, 전화 상담원을 비롯해서 정신적 외상 사건에 연루되었던 모든 사람이 함께 모여 체계 있게 집단적으로 논의하는 것이다. 이 체계적 논의는 정신적 외상에 경험이 많은 정신건강 치료사가 J. T. 미첼(Mitchell)이 개발한 CISM 모델을 이용해 두세 시간에 걸쳐 진행한다.

CISM 수행 보고 프로그램에는 동료지원팀 팀원들도 참석한다. 정신적 외상 사건에 연루된 사람들은 이 논의에 의무적으로 참여해야 하지만 발언은 자발적으로 한다. 카운셀링 팀 인터내셔널(Counselling Team International)의 낸시 볼‒펜로드(Nancy Bohl‒Penrod)는 7단계로 이루어진 미첼의 표준 CISM 모델을 살짝 변형해서 9단계로 만들었다. 이 수행 보고는 생각, 느낌, 반응을 정신과 정서 양쪽으로 처리할 수 있게 해준다. 이 수행 보고는 또한 스트레스 관리와 대처 전략에 대한 정보도 함께 제공해준다. CISM 수행 보고 프로그램을 진행하는 이유와 그 치료 효과는 다음과 같다.

조기 개입　　상담이 조기에 이루어짐으로써 정신적 외상의 기억이 고착화되는 것을 미연에 예방한다.

정신적 외상을 말로 표현하는 기회　　특정 정신적 외상, 두려움, 후회 등을 말로 표현하면서 재구성함으로써 스트레스 반응과 증상을 줄이고 정신적 외상의 건설적 처리를 촉진할 수 있다.

집단 지원(group support)　　집단적 경험은 개인의 생각, 정서, 스트레스 반응이 정상적인 것임을 확인해주는 등 집단적 과정에 내재되어 있는 다양한 치유 요소를 제공해준다.

동료 지원　　정신적 외상을 입은 사람이 자기만 이런 경험을 하고 있다는 근거 없는 믿음을 깨뜨리는 데는 동료만큼 효과적인 존재가 없다. 또한 동료는 좀 더 적절한 스트레스 관리 기법을 제안해줄 수도 있다.

스트레스 교육　　스트레스 상황에 대처하기 위해 배우는 기법들을 더욱 잘 이해할 수 있게 한다.

후속 지원___추가적인 보살핌이 필요한 사람들을 후속 치료 기간 동안 좀 더 용이하게 확인할 수 있다.

CISM 수행 보고 프로그램의 9단계

CISM 수행 보고 프로그램은 보통 진행자와 동료지원팀 팀원이 진행 절차와 각자의 역할을 설명하고, 시작에 앞서 참석한 사람들이 염려하는 부분이 있으면 먼저 그 부분을 해소하는 것으로 시작한다.

그 다음에는 사실 단계(fact phase)가 이어진다. 이 단계에서는 참가자들이 자신이 사건에 연루되었던 부분을 자신의 관점에서 설명한다. 사실 단계 이후에는 생각 단계(thought phase)가 이어진다. 이 단계에서는 참가자들이 위기 상황, 그리고 바로 직후와 관련해서 자신의 생각을 이야기한다. 반응 단계(reaction phase)에서는 사건과 관련된 감정들을 표현하도록 참가자들을 격려한다. 이 단계를 거치면 모든 참가자들이 그 사건에서 자신에게 가장 큰 정신적 외상을 준 것이 무엇이었는지, 그리고 그 정신적 외상과 관련해서 자신의 정서적 반응은 무엇이었는지 확인할 수 있다. 다음으로는 증상 단계(symptom phase)가 이어진다. 이 단계에서는 참가자들이 정서적 외상 사건 이후 경험한 스트레스 관련 증상들에 대해 이야기한다. 이것은 그런 증상을 자기만 겪는 것이 아님을 동료들에게 확인받을 수 있는 기회도 된다.

마무리 안 된 일 단계(unfinished-business phase)는 참가자들이 현재의 위기 상황 때문에 아직도 자신을 괴롭히는 과거의 정신적 외상 경험이 떠오르는 것이 있다면 무엇이든 이야기할 수 있게 한다. 정신적 외상 사건을 겪고 나면 효과적으로 처리되지 못했던 과거의 정신적 외상 경험과 관련된 기억이나 강력한 감정이 다시 부활하는 경우가 많다. 그러한 사례로 한 경찰관이 용의자가 총격으로 사망한 사건에서 자신이 죽겠구나 하고 느꼈던 경험에 대해 설명한 바 있다. 그는 이번 사건이 2년 전에 있었던 사건만큼 괴롭지는 않았다고 말했다. 2년 전 사건에서 그는 한 남성이 갑자기 자기 얼굴에 장전된 총을 들이미는 바람에 깜짝 놀라 맨손으로 스스로를 방어해야 했다. 이 단계는 진행자가 기존의 사건에 대해 논의하면서 해당 경찰관이 그 사건을 잘 처리할 수 있도록 도울 수 있는 이상적인 시간이 되어주었다.

교육 단계(teaching/educational phase)의 목표는 참가자들에게 위기 상황 스트레스와 대처 전략, 지연되어 나타날 수 있는 증상들, 그리고 그런 잠재적 증상들을 완화하는 방법에 대해 교육하는 단계다. 다음으로는 마무리 단계(wrap-up phase)가 뒤따른다. 이 단계에서는 참가자들이 질문을 할 수 있다. 그리고 마지막으로 회람/재입력 단계(round-robin/reentry phase)에서는 진행자가 남아 있는 애매모호한 부분이 있으면 명확하게 정리해주고, 마지막 질문에 답하고, 전체 내용을 요약해서 모임에 참가한 사람들이 정상적인 기능 모드로 돌아갈 수 있게 해준다.

CISM 수행 보고 프로그램은 대단히 효과적임이 입증됐다. 좀 더 심각한 사건이 있었던 경우에는 2차 CISM 수행 보고를 진행할 것을 권장한다. 이때는 최초대처자는 참여하지 않고 사건에 연루된 최초대처자들의 배우자들이 참가한다. 이 모임 참가자들은 자신의 배우자인 최초대처자를 효과적으로 지원하고 돌볼 수 있게 해줄 소중한 통찰과 조언을 얻을 수 있다.

_ CISM 진정 프로그램

CISM 수행 보고 프로그램과 달리 CISM 진정 프로그램(CISM Defusings)은 보통 몇 시간 안으로 사건에 연루된 모든 사람이 함께 모여 진행하는 집단적 논의다. 이 프로그램을 통해 사건을 조기에 처리하고, 사건에 대한 참가자들의 직접적인 반응에 대해 논의할 수 있다. 진정 프로그램은 보통 정신건강 치료사가 참여하지 않고 동료지원팀 팀원들만 참가하여 진행된다. 진정 프로그램은 덜 심각한 사건이 일어난 경우에 진행하는 짧은 비공식 논의지만, 마찬가지로 참가자들이 심신을 쇠약하게 만들 수 있는 스트레스 반응에 대처하기 위한 것이다. CISM 진정 프로그램은 스트레스 대처, 정상화 반응, 정신건강상의 잠재적 필요성에 대한 정보를 제공한다.

문제 대처를 위한 자각 질문

:: 당신은 문제가 생기면 어떤 방식으로 대처하십니까? 그리고 어떻게 하면 좀 더 현명하고 긍정적으로 그런 문제에 대처할 수 있겠습니까? 당신은 자신의 문제점이나 기분을 무시하는 편입니까, 아니면 문제가 발생할 때마다 긍정적인

방식으로 대처하는 편입니까?

∷ 대부분의 사람은 자신의 문제에 능동적으로 대처하지 않는 편이다. 그냥 무시해버리는 경우가 많다. 최초대처자들은 이렇게 무시하는 것이 자신의 정신건강과 적응 능력에 해롭게 작용할 수 있음을 알아야 한다. 자신의 문제를 인식하고 즉각적으로 긍정적이고 건설적인 방식으로 그에 대처할 필요가 있다. 자신의 기분을 무시해버리면 그 기분은 결국 더욱 강화될 뿐이다. 기분을 인정하고 그것이 당신에게 어떤 영향을 미치고 있는지 좀 더 자각하는 것이 중요한 첫 번째 단계다.

∷ 당신에게 희망을 주는 것은 무엇이고, 그 이유는 무엇입니까?

∷ 희망을 잃으면 아무것도 남는 것이 없다. 당신에게 영감과 동기, 용기를 불어넣어 주는 것들을 모두 평가해서 그것들이 왜 당신에게 희망을 주는지 이해하는 것이 중요하다. 희망, 동기, 영감을 가꿀수록 당신의 회복탄력성도 더욱 강해진다.

6장
BeSTOW

생존을 넘어 정신건강증진을 향해

삶의 궁극적 가치는 한낱 생존이 아니라
자각, 그리고 사색의 힘에 달려 있다.
_ 아리스토텔레스(Aristotle)

로라-리는 지난 14년간 응급실 외상 담당 간호사로 근무했다. 그녀는 사람들이 죽고, 자해하고, 무분별한 폭력에 희생되는 모습을 수도 없이 목격해왔다. 그러는 동안 그녀는 타인의 고통에 대처하는 자기만의 방법을 개발했다. 마치 그들이 실제 사람이 아닌 것처럼 마음의 거리를 두는 것이다. 그녀는 기계적인 업무에만 초점을 맞추려고 했다. 만약 누군가 죽으면 그녀에게 그것은 사람이 아니라 그저 또 하나의 시체일 뿐이었다.

로라-리의 눈에는 가끔 동료 간호사들이 오히려 환자들보다 더 안 좋아 보일 때가 있었다. 동료 간호사들은 고통받고, 상심하고, 무기력한 모습을 보였다. 그녀는 자기는 절대로 저렇게 되지 않으리라 스스로에게 다짐했다. 하지만 직장에서 로봇처럼 기능하려고 아무리 애써도 자기의 영혼마저 속일 수는 없는 법이었다. 어느 날 밤 응급실로 실려 들어온 두 작은 사내아이 때문에 그녀는 그것이 쉽지 않은 일임을 깨닫게 되었다.

긴급의료원들이 각각 두 살, 네 살인 형제를 데리고 왔다. 긴급의료원들은 양쪽 아이에게 모두 심폐소생술을 수행하고 있는 중이었다. 엄마가 술에 취해 인사불성으로 집에 쓰러져 있는 동안 지켜보는 사람이 없었던 두 형제는 수영장에 빠져 질식하고 말았다. 제일 처음 도착한 긴급의료사가 수영장에 뛰어들어 수영장 바닥에 누워 있던 두 소년을 데리고 나왔다.

로라-리는 자신의 할 일을 하며 최선을 다해 응급치료를 보조했다. 두 소년의 눈은 크게 열려 있었고, 생명력 없는 몸은 검푸르게 변해 있었다. 둘 다 숨이 멈춰 있었고, 심폐소생술을 몇 분 더 진행한 후에 둘 모두 사망 판정이 나왔다. 그렇지 않아도 로라-리는 그날 오후에 자기네 집 수영장에서 다섯 살 난 아들과 함께 수영을 하며 놀았었다. 죽은 두 소년을 바라보고 있으니 그녀의 눈에는 자기 아들의 얼굴만 보였다. 그녀는 한 동료에게 잠깐 쉬고 싶다고 말한 후에 화장실로 걸어 들어갔다. 그리고 그 안에서 그대로 주저앉아 발작적으로 눈물을 쏟아내고 말았다. 마치 지난 14년간 숨겨왔던 모든 감정이 그녀의 마음 깊숙한 곳에 들어 있다가 한꺼번에 쏟아져 나오는 것 같았다. 그녀가 통제불능 상태로 울고 있는 소리를 한 동료가 듣고 도우러 왔지만, 로라-리는 너무 고통스러워서 그날 저녁에는 도저히 일을 계속할 수 없었다.

　나중에 로라-리는 자기가 과연 이 일을 계속 할 수 있을지 의문이 들기 시작했다. 시간이 지날수록 실의에 빠지고, 잠을 자지 못하고, 마음속에서 죽은 두 소년의 얼굴을 지울 수가 없었다. 그녀는 자기가 미쳐가고 있다는 생각이 들었다. 전에는 이런 적이 한 번도 없었다. 그녀는 길을 잃은 것 같고, 통제력을 상실한 것 같고, 자기 회의만 남은 듯 느껴졌다. 그녀의 감정이 업무에도 영향을 미치기 시작했다. 그녀는 직장 생활을 하면서 처음으로 근무 태만으로 2주일 동안 두 번이나 징계를 받았다. 로라-리와 여러 해 동안 같이 일해서 서로 잘 알고 지내던 한 병원 행정 담당자가 그녀를 조용한 곳으로 데려가 대체 무슨 일인지 물어봤다. 거기서 나눈 대화 덕분에 그 행정 담당자는 병원 직원들의 정서적 생존과 정신건강증진 문제를 다룰 프로그램을 개발하게 되었다.

BeSTOW(Beyond Survival Toward Officer Wellness, 생존을 넘어 정신건강
증진을 향해)는 최초대처자들에게 육체적 안전을 지키는 법을 훈련시켜
매일 밤 살아서 집으로 돌아갈 수 있게 하는 것만으로는 충분하지 않
다는 생각에서 비롯된 철학이다. 최초대처자들이 정신적, 정서적, 영
적으로 건강할 수 있도록 선제적인 훈련 방법을 개발하는 것 역시 마
찬가지로 중요하다. 생기 넘치고 건강한 영혼을 가꾸고 유지하는 것
은 다른 어떤 훈련보다도 중요하다.

BeSTOW 철학은 정서적 생존을 위한 정신건강증진 프로그램으
로서 모든 최초대처자 기관에서 하나의 문화로 확고히 자리 잡아야
한다. 그런 프로그램을 만들기 위해 정신건강증진 프로그램 책임자
를 임명한다. 그러면 이 책임자는 직원들 중에서 동료들의 정신건강
증진과 치유에 헌신할 자원봉사자들로 팀을 꾸려 함께 일하게 된다.
BeSTOW 철학은 최초대처자 기관에서 필수적인 부분이며 모든 최
초대처자 직업군에서 똑같이 효과를 볼 수 있다.

BeSTOW 철학은 미연방수사국(FBI)에서 시작한 연구에 바탕을
두고 있다. 2008년 버지니아 콴티코에 있는 FBI 국립아카데미에서
는 '법 집행 업무에서의 영성, 정신건강, 활력의 문제'라는 강좌를 제
공하기 시작했다. 이것은 FBI 행동과학부의 특수요원 사무엘 핌스
터(Samuel Feemster)가 개발한 강좌다. 이 강좌의 핵심 요소는 모든 최
초대처자에게 적용된다. 한편 FBI 아카데미는 미국 전역과 전 세계
최고의 법 집행 경찰들을 위한 경영 아카데미로, 매년 1,000명의 고

위 관리직 경찰들이 10주 코스의 FBI 아카데미 강좌를 듣는다. 나는 2010년에 이곳을 졸업했다.

　　BeSTOW 훈련은 최초대처자들에게 동기를 부여하고, 정서적 건강을 유지할 수 있도록 정서적 외상과 급성 스트레스를 효과적으로 처리하는 최고의 훈련 방법들을 가르치는 데 방점을 찍고 있다. 이 훈련은 스트레스를 효과적으로 관리하고, 정신적 외상과 위기 상황을 건설적으로 처리하고, 위기 상황에 대비하고, 최초대처자가 자신의 실망·분노·무기력감·타인의 배은망덕에 건설적으로 대처하는 방법, 그리고 업무의 여러 가지 부정적인 측면이 최초대처자의 영혼과 목적 의식을 고갈시키지 않게 예방하는 방법을 교육한다.

정신건강증진 프로그램 구축하기

BeSTOW 철학에 입각한 효과적인 정신건강증진 프로그램이 갖추어야 할 최소의 필수 요소는 다음과 같다.

_ **BeSTOW 팀**

　　기관 전체의 여러 부서와 과에서 존경받는 인력을 뽑아 구성한다. 이 사람들은 정서적·영적 생존과 정신건강증진 훈련을 능동적으로 개발하고 선제적으로 훈련시키는 역할을 담당한다.

─ 동료지원팀

　헌신적이고, 신뢰받고, 경험 많은 동료들로 구성되는 동료지원팀은 위기 상황 스트레스 관리 훈련, 필요 자료, 직원들의 수행 보고 프로그램 등 어떤 형태로든 도움과 협력이 필요한 곳이 있으면 그것을 제공하는 역할을 담당한다. 이런 지원은 위기 상황을 경험했거나 직업적·개인적 생활에 뒷받침이 필요한 최초대처자들에게 제공된다. 위기 상황에 연루되었거나 그런 상황을 직접 경험하여 정서적으로 심각한 타격을 입을 가능성이 있는 최초대처자는 누구든 동료지원팀에 가서 수행 보고를 해야 한다.

　동료지원팀은 정서적 외상 사건이나 개인적·직업적 위기로 고통받고 있는 직원들에게 반응하는 역할을 주로 맡는다. 연구에 따르면 응급 최초대처자들은 다른 곳에 가서 도움을 구하는 경우보다 동료들과 대화를 나누려 하는 경우가 훨씬 많다. 동료지원팀과 나누는 모든 대화 내용은 법적으로 작성이 의무화되어 있는 보고서에 포함되는 구체적 세부 사항을 제외하고는 비밀이 엄격히 지켜져야 한다. 기관에 따라서는 동료지원팀과 BeSTOW 팀의 기능을 합쳐 한 팀에서 양쪽 기능을 모두 수행하게 할 수도 있다. 동료지원팀의 기능과 팀을 어떻게 꾸릴 것인가에 관한 좀 더 자세한 정보는 7장에 나와 있다. 다음에 나오는 이야기는 동료지원팀이 미칠 수 있는 영향을 잘 보여주고 있다.

　크리스 라스 경관은 라 메사 경찰서에 들어온 세 번째 여자 경찰이었다. 그녀는 키는 작았지만, 그 뒤에 숨어 있는 강인한 영혼 덕분에 남성 동료들로부터 많은 사랑을 받았다. 크리스는 자신의 임무에 전적으로 헌신할 줄 아는 성실한 경찰이었다. 경찰서에서 22년을 복무한 그녀는 11개월 후에 있을 은퇴를 바라보고 있었다. 그녀와 그녀의 언니는 살고 있는 집을 개조하는 중이었고, 크리스는 승마와 동물 돌보기를 즐기고 있었다.

그런데 2002년 9월 3일, 크리스는 52세의 나이에 췌장암 진단을 받았다. 6개월 안으로 사망하리라는 판정이 나왔다. 크리스는 자기가 하고 싶었던 일에 미친 듯이 달려들었다. 죽기 전에 모든 것을 깨끗이 정리해놓고 싶었다. 하지만 얼마 지나지 않아 안타깝게도 체력이 급속히 떨어지면서 무엇도 제대로 해내기 힘든 상태가 되고 말았다. 크리스가 진단받을 당시 두 자매의 집은 모든 것이 엉망이었다. 집을 개조하려고 벌여놓은 일들이 모두 마무리되지 못한 상태였기 때문이다. 크리스는 언니에게 이런 상태의 집을 맡겨놓고 떠날 생각을 하니 끔찍했다.

라 메사 경찰서의 동료지원팀은 크리스의 동료들로 구성되어 있었다. 이들은 도움이 필요한 직원들을 돌보고 보조하는 일을 담당하는 경찰과 민간 직원들이었다. 크리스가 췌장암 진단을 받은 뒤 얼마 후 동료지원팀 팀원들은 계속해서 그녀에게 전화를 걸고, 집을 방문하면서 자잘한 일들을 처리하고, 그녀를 위해 할 수 있는 일은 모두 해주었다. 또한 동료지원팀에서는 3일 근무팀을 결성해서 바다 타일 깔기, 난로와 식기 세척기 새로 구입하기, 욕실 붙박이 세간 교체하기, 다 허물어져 가는 테라스 수리하기, 6,000제곱미터의 덤불 제거하기 등 두 자매가 시작한 집 개조 작업을 완벽하게 마무리했다. 크리스가 병환으로 고생하는 동안 팀원들은 크리스에게 음식과 꽃을 가져오고, 시간을 내어 그녀와 대화를 나눴다.

크리스의 삶의 마지막 2주 동안에는 두 명의 동료지원팀 팀원이 밤낮을 가리지 않고 교대로 그녀 곁을 지켰고, 크리스의 어머니가 자기 딸이 천천히 죽어가는 모습을 지켜볼 수 있도록 도왔다. 크리스가 죽는 순간에도 두 사람은 크리스와 그녀의 가족들과 함께 있었다. 크리스의 가족은 나중에 동료지원팀에 편지를 보내어 사람들이 찾아주고 도와준 것이 크리스에게 얼마나 큰 의미로 다가왔었는지 모른다고 전했다. 또한 가족들은 경찰과 직원들의 세심한 배려에 너무도 놀랐고, 이 고마움을 말로는 다 표현하지 못할 거라고 적었다.

직원 지원 프로그램

이 프로그램은 정부나 기관과 계약한 상담 서비스 기관에서 전문적인 비밀 상담을 제공하는 프로그램이다. 이 프로그램을 이용하면 직원들은 일정 횟수만큼 무료, 혹은 저렴한 비용으로 비밀 상담을 받을 수 있다. 이후에도 직원들은 똑같은 서비스를 계속 받을 수 있고, 그 경우에도 상담료 감면 혜택이 있다. 이런 전문 상담 서비스를 비밀리에 이용할 수 있게 하는 것은 최초대처자들의 정신건강증진에 대단히 중요한 부분이다.

체력 단련 기준 및 프로그램

전체적인 건강을 유지하기 위해서는 직원들의 신체 건강을 고취하는 정책, 기준, 프로그램 마련이 필수이다. 최초대처자 기관에서는 이런 프로그램을 개발하여 직원들을 지원해야 한다. 라 메사 경찰서에서는 자발적 체력 단련 프로그램을 운영하고 있다. 직원들은 분기별로 한 번씩 스스로 체력 검사를 받아 신체 상태에 따라 점수를 딸 수 있다. 그리고 충분히 높은 점수를 받은 직원은 매년 최고 1주 정도 추가 포상 휴가가 주어진다.

정신건강증진 프로그램에 BeSTOW 철학 적용하기

기관이나 조직에서 BeSTOW 철학을 효과적으로 가동하려면 반드시 상부 운영진에서 이를 포용하고 뒷받침해주어야만 한다. 하지만 프로그램이 직원들에게 받아들여지려면 비관리직 일반 인력이 이 훈련을 주도하고 추진할 수 있어야만 한다.

BeSTOW 팀을 꾸리기 위해서는 직원 전체로부터 존경받고, 사람들의 정서적 생존을 뒷받침하는 일에 열정을 보이는 직원들을 정신건강증진 프로그램 담당자가 선발해야 한다. 자발적으로 참여하는 사람들로 구성되어야 최고의 효과를 볼 수 있으므로 진심으로 이 일에 관심이 있는 사람들만 선발하도록 한다.

우선 팀의 사명과 목표를 정의해서 문건으로 작성할 필요가 있다. 부서의 훈령이나 일반 수칙을 문서로 작성해서 BeSTOW 팀에 업무 지침을 제공해주어야 한다. 팀은 정기적인 회의 일정을 잡아서 BeSTOW 철학으로 사람들을 훈련시키는 과정을 개발해야 한다.

정서적 생존 훈련을 개발하려면 본인이 먼저 직접 훈련을 받아보아야 한다. 케빈 길마틴의 책《법 집행인을 위한 정서적 생존법》이나 로렌스 블룸(Lawrence Blum)의《압박에 놓인 경찰(Force under Pressure: How Cops Live and Why They Die)》같은 책들은 훌륭한 출발점이 되어줄 것이다.

BeSTOW 팀은 소속 기관 직원들에게 이 철학을 소개하고, 훈련 방법을 세심히 계획해서 시행에 옮겨야 한다. 내 경험으로는 처음에는 업무가 우리들에게 어떤 부정적인 영향을 미쳤는지에 대한 논의로 시작해서, 그 다음에는 어떻게 부정적인 영향을 완화시켜 우리를 보호할 수 있을지 물어보는 것이 가장 효과적이었다. 이런 부분을 소개하면서 BeSTOW와 관련된 오해도 함께 풀어야 한다. BeSTOW는 종교가 아니다. 그리고 이 훈련은 서로를 붙잡고 앉아 자신의 감정에 대해 대화를 나누는 것도 아니다. 자기가 말하고 싶지 않은 내용을 이야기하라고 강요하는 자리도 아니다. 직원들은 모두 훈련 시간에 출석해야 하지만 발표는 스스로 원하는 경우에만 한다. 이 훈련은 직원들에게 이렇게 하고 저렇게 생각하라고 말하려는 것이 아니라, 직원들에게 필요한 자료와 정보들을 제공해서 그들이 자기에게 가장 효과적인 정서적 생존 훈련법과 영적 생존 훈련법을 스스로 개발할 수 있도록 동기를 부여하려는 것이다.

BeSTOW 철학을 소개한 후에는 기관 직원 전체를 대상으로 설문 조사를 실시해서 좀 더 폭넓은 관심을 유도할 수 있다. 설문 조사는 익명으로 진행할 필요가 있다. 설문의 목적은 업무가 자신에게 어떤 부정적인 영향을 미쳤는지, 정서적·신체적·정신적·영적 건강을 유지하기 위해 자신이 지금 하고 있는 일은 무엇인지, 그리고 이런 문제를 해결할 수 있도록 제공되는 훈련으로는 어떤 것을 선호하는지에 관해 모든 직원들로부터 정보를 입력받기 위함이다. 1년 후에는 후속으로 설문 조사를 실시하여 훈련의 효과를 점검하고, 추가 정보를 수집할 수도 있다(247쪽의 "정신건강증진 프로그램 설문조사" 예제 참고).

BeSTOW 훈련 콘셉트 잡기

설문 조사를 통해 입수된 내용을 바탕으로 BeSTOW 팀은 목표 대상에 맞춰 콘셉트를 잡아 정서적·영적 생존을 위한 정신건강증진 연습을 제공할 수 있다. 다음에 나오는 내용들은 우리 경찰서에서 3년에 걸쳐 개발한 훈련 콘셉트다. 이 콘셉트들은 어떤 최초대처자 기관이나 조직에서도 효과적으로 사용할 수 있다.

정신건강증진 도서관　우리 경찰서에서는 경찰과 지령요원들이 직접 검토해서 선정한 책과 DVD를 소장한 정신건강증진 도서관이 있다. 이 책과 DVD들은 특별히 최초대처자의 스트레스를 관리하고 보살피고 지원하는 방법, 외상 후 스트레스 장애 및 자살 징후의 자각과 예방, 정서적·영적 생존 등을 다루고 있으며 직원들이 대단히 애용하는 자료로 자리 잡았다. 또한 도서관은 라인업 훈련, 시나리오 기반 훈련, 정기 훈련 게시물 등에 사용할 자료들도 풍부하게 갖추고 있다.

라인업 훈련　BeSTOW 팀원들은 경찰서 내의 모든 반과 부서를 위해 정서적 생존을 주제로 매월 라인업 훈련을 제공한다.

훈련 게시물　　우리는 모든 직원들이 볼 수 있도록 훈련 게시물을 수십 가지 개발했다. 이 게시물은 자살 징후의 자각과 예방, 외상 후 스트레스 장애에 대비하고 예방하기, 과각성 롤러코스터 관리하기, 스트레스 관리, 위기 상황 이후에 경찰관을 지원하는 방법, 법 집행 경찰관의 배우자들을 위한 지지 모임, 가족이 최초대처자를 지원하는 방법, 정서적 생존 기법, 건강한 식생활을 유지하고 잠을 잘 자는 방법, 공공 서비스의 숭고함, 그리고 여러 가지 다른 내용을 주제로 삼고 있다.

현장 훈련　　BeSTOW 철학은 현장 훈련 지침서에도 들어가 있다. 이 지침서를 통해 신규 직원들은 정신건강증진 프로그램에 대한 정보를 제공받고, 자기만의 정서적·영적 생존을 위한 건강증진 연습 프로그램을 개발하여 그것을 경력 내내 유지하는 일이 얼마나 중요한지 교육받는다.

멘토　　BeSTOW 팀원들은 자발적으로 아카데미 신임 경찰을 위한 멘토가 되어 그들이 아카데미 과정을 밟는 동안 지원해준다.

아카데미 졸업식　　아카데미를 졸업하면 경찰서에서는 졸업생과 그 가족들을 위해 만찬 자리를 마련한다. 이 축하연 자리에서 정서적 생존과 관련된 훈련이 이루어진다. 또한 장기근속한 경찰의 배우자들이 참석해서 신임 경찰의 가족들과 함께 자리를 마련하여 경찰 일을 하는 배우자나 부모를 어떻게 뒷받침해주어야 하는지, 경찰이라는 업무가 어떠한 것인지에 관해 이야기를 나눈다. 이런 행사를 하는 동안 케빈 길마틴의 《법 집행인을 위한 정서적 생존법》과 엘렌 커슈만의 《내가 사랑하는 경찰》을 가족들에게 나누어준다.

과거 위기 상황에 연루되었던 사람들의 보고　　BeSTOW 팀은 경찰이 연루된 발포 사건 등을 비롯해 과거 위기 상황에 연루되었던 사람들의 보고를 들어볼 자리를 마련한다. 이것은 작전 훈련을 위한 자리가 아니라 정서적·영적 생존 교육과 동료 지원 훈련을 위한 자리다. 이 과정을 거치면서 우리는 위기 상황 직후와 그 이후에 경찰관과 지령요원들을 좀 더 효과적으로 지원하고 돌볼 수 있는 방법들을 배울 수 있었다. 위기 상황에 연루되었던 사람들은 경찰서에서 자신을 어떻게 대해주었다고 느꼈는지, 자기가 지원받고 있다는 느낌을 받게 해준 것은 무엇이었는지, 경찰서에 섭섭하고 화가 났던 부분은 무엇이었는지, 사람들의 행동과 말 중 어떤 것들이 도움이 되고 또 상처를 주었는지, 어떻게 하면 좀 더 효과적인 도움을 줄 수 있었을지 등에 대해 이야기한다.

가정의 지원　　우리는 경찰관의 배우자를 위한 지역 지원 모임 정보를 제공하고, 배우자들에게 이 모임에 함께할 것을 권장한다. 응급 최초대처자의 배우자들에게 흥미를 유발시켜 최초대처자의 정서적 생존을 능동적으로 지원하는 협력자로 만드는 일은 무척이나 중요하다. 그렇게 하면 배우자는 공공에 헌신하는 가족을 가장 효과적으로 지원할 수 있는 존재가 된다. 어떤 최초대처자이든 간에 정서적·영적 건강을 위해서는 가정에서의 긍정적인 뒷받침이 필수적이다(좀 더 자세한 정보는 8장 참조).

배우자 보고　BeSTOW 팀은 경찰서 소속 심리치료사의 도움을 받아서 위기 상황에 연루되었던 직원의 배우자들이 자신의 경험에 대해 보고할 수 있는 자리를 마련한다. 그리고 직접 연루되었던 직원들만 모아서 동료지원팀 팀원, 경찰서 소속 심리치료사와 함께 따로 위기 상황 보고를 진행한다.

재직 중 훈련　BeSTOW 훈련은 정기적인 재직 중 훈련 과정과 상급 경찰관 훈련 과정에도 포함되어 있다. 그 내용은 스트레스 관리, 자살의 자각과 예방, 영양 관리와 건강, 정서적·영적 생존 등에 초점을 맞춘다.

지역사회 활동 참여　경찰 업무의 부정적 측면을 상쇄하고, 긍정적이고 건설적인 방식으로 지역사회와 연계하기 위해 BeSTOW 팀에서는 대단히 성공적인 4일간의 경찰 청소년 리더십 캠프를 개발했다. 이 캠프는 경찰서에서 주관하고, 경찰서 직원들이 진행을 맡고, 매년 여름마다 25명의 고등학생을 초청해 리더십 기술, 지역사회 자원봉사, 윤리 등에 관해 교육한다.

게시판　경찰서에 정신건강증진 정보 게시판을 설치하고 유지한다.

종교 간 협의회의 협력　　BeSTOW 팀의 팀원들은 지역 종교 간 협의회에 나가 프레젠테이션을 하고 있고, 우리 정신건강증진 담당자는 이제 그 회의에도 참석하고 있다. 라 메사 종교 간 협의회는 44개의 종교 단체가 모인 단체다. BeSTOW 철학을 그들에게 설명함으로써 우리는 도움이 필요해진 직원들을 위한 협조와 지지를 얻을 수 있었다. 그리고 이들 종교 단체들과 파트너 관계를 맺고 그들의 지역사회 지원 활동도 함께 돕고 있다. 우리는 이들 종교 단체에 속한 전문가 회원들의 자원을 받아 직원들에게 개인 재정 관리, 건강관리, 스트레스 관리, 영양 관리 등을 주제로 훈련과 정보를 제공하고 있다.

외상 후 스트레스 장애 팸플릿과 정보 전단　　우리는 〈외상 후 스트레스 장애: 눈에 보이는 상처만 있는 것은 아닙니다〉라는 제목의 27쪽 팸플릿을 나누어주고 있다. 이 팸플릿은 외상 후 스트레스의 증상, 대처 전략, 가정에서 아이에게 가해지는 외상 후 스트레스 장애의 악영향을 완화하는 방법 등을 설명한다. 추가적으로 우리는 BeSTOW 정보 전단지를 새로 온 직원에게 공급하고, 경찰서에서도 배포하고 있다.

경찰서 정신건강증진 소식 계간지　　우리는 〈정서적 생존 훈련을 통한 활력〉이라는 소식지도 분기별로 발행한다. 이 소식지에는 경찰관들로 하여금 다른 직장 동료들과의 경쟁을 통해 체력을 유지하도록 권장하는 운동 프로그램, 영양과 다이어트 관련 정보, 묻고 답하기, 경찰서 소속 심리치료사가 제공하는 다른 정보들, 단체 여가 활동과 여행에 대한 구체적인 정보, 경찰서 운동부에 관한 소식, 앞으로 있을 훈련

일정, 정서적·영적 생존 정보 등을 싣는다.

정신건강증진 수련회   지역 자연보호 구역에서 이틀에 걸쳐 진행되는 정신건강증진 수련회에는 외상 후 스트레스 장애, 최초대처자 인간관계, 스트레스와 적응 전략, 정서적 생존 등에 대한 연수회가 포함되어 있다.

15일 도전과제   자기계발은 필수적인 정신건강증진 개념이다. 나는 최초대처자들이 하루 종일 연습할 수 있는 정신건강증진 개념에 초점을 맞추게 독려하려고 15일 도전과제라는 것을 개발했다. 이 도전과제는 나의 개인적인 삶과 직업적인 삶의 질을 높이는 데 큰 역할을 해왔다. 15일 도전과제의 자세한 내용은 이 장의 마지막에서 설명하겠다.

다른 BeSTOW 활동

BeSTOW 철학을 도입한 다른 기관들도 지속적으로 새로운 활동을 개발하고 있다. 다음에 나오는 아이디어를 참고하여 각자의 기관에서 활용해보자.

- □ 최초대처자 가족들을 위한 소책자 제작: 정서적·영적 생존, 가족들이 최초대처자를 지원하는 방법, 배우자 지원 모임 관련 정보, 기관에서 제공하는 동료 지원, 상담 서비스 및 서비스 이용과 관련된 정보들.

□ 연례 평가 시간에 자발적으로 동료지원팀 팀원과 함께 정기적으로 검사받도록 격려하기. 이렇게 하면 직원들이 자기가 원하는 주제에 대해 논의할 수 있는 기회가 생기고, 정서적·영적 생존과 정신건강증진 관련 정보도 최신의 것으로 갱신할 수 있다.

□ 부상당한 직원과 그 가족을 돕는 동료 지원 대응 방식과 관련해서 경찰관이 사망하거나 심각한 부상을 당했을 때의 대처 요강 개발.

□ 직원들에게 10시간의 휴식 시간을 주어 그 시간에 정신적 외상 전문 치료사를 만나 정서적 생존과 정신건강 연례 검사를 받게 한다. 이것은 철저하게 자발적이고 비밀리에 이루어지며, 최초대처자 기관에서는 이를 적극 권장하도록 한다.

□ 하루나 이틀 과정으로 가족 아카데미를 개발한다. 여기서는 가족들에게 자기네 기관이 하는 일과 문화에 대해 소개하고, 최초대처자 일을 하고 있는 배우자나 부모를 지원하는 방법에 대해 교육한다. 가용한 서비스에 대한 정보도 함께 제공할 수 있다.

□ 기관 소속 심리치료사가 모든 직원을 대상으로 외상 후 스트레스 장애의 증상, 증상을 앓고 있는 동료 경찰에게 다가서는 방법, 치료가 필요한 동료 경찰이 도움을 받거나 진료 기관에서 진료받을 수 있도록 설득하는 법 등에 대해 교육한다.

□ 기관 소속 심리치료사가 직원들을 대상으로 혹시나 발생할지 모를 급성 스트레스와 외상 후 스트레스 장애에 대비하고 그

영향을 완화시키는 방법에 대해 교육한다.

□ 공인 영양사를 두어 적절한 영양 공급, 에너지 음료 및 기타 카페인 음료에 대한 교육, 그리고 전체적인 건강관리에 대해 교육하게 한다.

□ 재무설계사를 두어 건강한 재정 생활에 대한 교육을 하게 한다.

□ 페이스북이나 트위터 등의 소셜미디어를 통해 정서적 생존을 위한 일종의 폐쇄형 네트워크 공간을 마련한다. 이렇게 함으로써 가용한 훈련이나 자원에 대한 정보를 쉽게 전파할 수 있다.

□ 전직 은퇴자와 은퇴설계사로 하여금 은퇴를 어떻게 계획하고 준비할 것인지에 관한 정보를 제공하도록 한다.

□ 응급 최초대처자를 대상으로 3일간의 정서적 생존 및 정신건강증진 학회를 개최한다.

□ 해당 지역의 최초대처자들만 접근할 수 있는 정신건강증진 웹 사이트를 개발한다. 이 사이트에는 다른 기관에서 제공한 자료나 그곳에서 진행하는 훈련 방법, 가장 좋은 효과를 본 연습 방법, 동료지원팀과 정신건강증진팀에 관한 정보 및 그 기능에 관련된 해당 기관의 훈령이나 일반 수칙, 정신건강증진 소식지, 기타 정신건강 관련 자료 등이 포함될 수 있다.

□ 기관의 해당 의료보험 회사에서 기관을 방문하여 무료로 건강 검사, 훈련, 관련 정보 등을 제공하게 한다.

특정 최초대처자 기관의 정서적·영적 생존과 정신건강증진 관련 문제를 지속적으로 다루는 프로그램이라면 어느 것이든 BeSTOW

철학이 담긴 정신건강증진 프로그램이 될 수 있다. 여기서 빠져서는 안 될 요소는 상부 운영진과 직원 노동조합의 지지, 그와 더불어 기관 전체의 다양한 부서 평직원들의 동의와 협력이다. 이 프로그램에서 개발된 개념들은 대부분 평직원들의 특별한 필요를 기반으로 나온 것이어야 한다. BeSTOW 팀은 새로운 아이디어를 개발하고 프로그램을 유지하기 위해 정기적으로 모임을 가져야 한다. BeSTOW 철학을 바탕으로 선제적인 훈련과 효과적인 자원을 개발하는 것은 아주 오랜 기간이 걸리는 과정이기 때문에 지속적인 노력이 있어야 효과를 최대로 끌어낼 수 있다.

2012년 4월 샌디에이고 카운티에서는 미국 최초로 모든 법 집행 기관의 합의 아래 카운티 내 모든 최초대처자 기관의 대표가 참여하는 정신건강증진위원회를 결성했다. 여기에 해당하는 기관으로는 경찰서, 소방서, 응급의료 기관, 교도소 교정 기관, 보호관찰 및 가석방 기관, 기관 소속 심리치료사, 헌병대 등이 포함된다. 위원회 회원들은 서로에게 배우면서 시민의 평화를 위해 종사하는 5,000명의 최초대처자들을 위한 정서적·영적 건강 연습법을 개발하려 노력하고 있다. 이 독특한 위원회의 1차 목표는 카운티 내의 모든 기관에 동료지원팀을 마련하고, 정서적 생존 자료와 훈련법 공유에 사용될 웹사이트를 개설하는 것이다.

2011년 8월 19일 밤에 라 메사 경찰서의 BeSTOW 철학은 도전을 맞이했다. BeSTOW 철학을 도입한 지 1년이 지난 시점에서 과연 BeSTOW 훈련이 궁극의 위기 상황에 직면하게 된 경찰관 여섯 명의 경력과 삶에 차이를 만들어낼 수 있을지, 아니면 지난 과거와 마찬

가지로 이 경찰관들은 회복 불가능한 정서적 외상을 입고 고통받게 될 것인지 판가름 날 상황이었다. 9장에서 정신건강증진 프로그램과 BeSTOW 철학이 어떻게 이 경찰관 중 한 명의 직업과 결혼, 그리고 목숨까지도 구원할 수 있었는지를 설명하겠다.

지역사회와 함께하는 BeSTOW 활동

당신이 근무하는 지역사회에 보답하는 방법을 발견하는 것은 능동적인 BeSTOW 철학에서 빠져서는 안 될 요소다. 지역사회 활동에 지속적으로 참여하는 것은 당신의 영혼, 그리고 봉사의 다짐을 새롭게 해준다. 아래에 우리 경찰서 직원들이 진행했던 몇 가지 정신건강증진 계획안을 소개한다. 이 계획안은 직원들과 그들의 도움을 받은 사람들의 안녕을 함께 향상시켜주었다.

한 경찰관은 '카운티 동부 지역 젊은이들을 돕는 경찰들의 모임'이라는 자선단체를 만들어 5,000달러 정도를 모금하고, 그 돈을 가난한 학생 운동선수들에게 나누어주어 그들이 운동을 계속할 수 있게 해주었다.

현재 경찰서 인력의 20퍼센트가 신체건강 도전과제에 참여하고 있고, 동료 직원들은 멘토와 코치가 되어 이들을 돕고 있다. 열다섯 명의 직원은 동료 지원과 BeSTOW 프로그램 개발에 능동적으로 참여하여 24시간 내내 직원들에게 필수 지원을 제공하고 있다.

지금 이 글을 쓰는 시점에는 경찰서 직원 중 12퍼센트가 라스베이거스에서 열리는 하프마라톤에 참가하기 위해 훈련을 진행하고 있다. 몇 명은 이미 안젤라 데사로 경위에게 훈련받은 후에 하프마라톤이나 풀마라톤에 참가했다. 우리 경찰서에서는 거의 20퍼센트 정도의 사람들이 매년 열리는 베이커-베이거스 챌린지 대회에 주자나 지원 인력으로 참가하고 있다. 이 대회는 캘리포니아 베이커에서 라스베이거스까지 193킬로미터 사막을 계주로 달리는 경기다.

라 메사 경찰 연합은 지역 자선단체 활동과 교육장학금 사업에도 적극적으로 참여하고 있다. 경찰관들은 자선 골프 토너먼트 행사를 개최해서 지역 동물보호소를 위한 기금 9,600달러를 모금했다. 매년 크리스마스가 되면 몇몇 경찰관은 경찰 프로그램의 일환으로 지역 쇼핑 활동에 참여한다. 이 활동에서는 경찰관들이 빈곤 아동과 파트너가 되어 그들과 함께 지역의 가게를 돌아다니며 기부받은 자금으로 쇼핑을 한다. 이 아동들은 자기와 가족을 위해 각각 100달러씩을 쓸 수 있다.

지난 21년 동안 직원들은 연례 크리스마스 가족 자매결연 프로그램의 일환으로 거의 2만 달러에 가까운 돈을 기부해서 40집 이상의 빈곤 가족에게 식품과 장난감을 구입해주었다. 우리 경찰서에서는 지난 23년 동안 추수감사절에 지역 푸드뱅크에 식품을 기부해왔다. 몇몇 경찰은 지난 몇 년 동안 자기가 직접 지역의 노숙자들에게 의복, 음식, 도움을 제공해왔다. 또 몇몇 직원은 시간을 내어 연례행사인 경찰 청소년 리더십 캠프 활동에서 자원봉사를 했고, 다른 많은 자원봉사자들이 지역에서 운동 코치로 활동하고 있다.

최근 경찰서에서는 학생 중 53퍼센트 정도(300명 이상)가 최저 생활 기준 이하의 생활을 하고 있는 한 지역 중학교와 자매결연을 맺었다. 여기서 모금된 수천 달러의 자금은 도서관 서적, 컴퓨터, 스포츠 팀 회원권, 청소년 시설 회원권, 방과 전후 프로그램, 생활 기능 강의, 달리기 클럽(방과 후에 경찰들이 아이들과 함께 달리기를 한다), 경찰 신병 훈련소 운영 등에 사용되었다.

한 경찰관은 쓰레기로 가득 찬 열악하기 그지없는 환경에서 영양 부족에 시달리며 살고 있는 소녀를 본 후에 단기 체류자로 있던 약물 중독자 엄마를 설득해 자기네 부부가 그 소녀를 입양하기도 했다. 그 경찰관은 소녀를 자기 친자식처럼 키웠다. 이것은 연민에서 우러나온 정말 믿기 어려운 행동이었고, 최초대처자의 본질을 잘 보여주는 진정한 모범 사례였다.

이상은 정신, 육체, 영혼의 건강을 촉진하기 위해 시행된 여러 가지 활동 중 일부 사례일 뿐이다. 우리가 경험하는 부정적인 측면을 상쇄해줄 긍정적인 측면을 고취하면 우리는 건강과 활기를 유지하며 지역사회에 대한 봉사를 이어갈 수 있다.

정신건강증진을 위한 15일 도전과제

자기계발은 정신건강증진의 핵심 콘셉트이다. 나는 구체적인 목표에 초점을 맞추기 위해 다음에 나오는 15일 도전과제를 개발했다. 내가 몸소 체험해보면서 최초대처자의 개인적·직업적 삶의 질을 높일 수 있음을 확인한 도전과제들이다. 이 과제는 하루 종일 실천에 옮길 수

있는 것들이다. 여기에 관심을 기울임으로써 긍정적인 성격을 키울
수 있다. 이렇게 노력하며 시간이 지나다 보면 이런 성격들이 제2의
천성으로 자리 잡게 될지도 모른다.

지난 시간 동안 이 15일 도전과제는 나로 하여금 영혼의 건강을
유지하고 강화할 수 있게 해주었다. 이것은 나를 흔들리지 않게 붙잡
아주고, 삶과 일에서 긍정적인 관점을 유지할 수 있게 도와주었다. 인
생의 모든 일이 그렇듯이 이 도전과제는 여기에 기꺼이 투자한 노력
만큼의 결과를 돌려준다. 하루에 한 가지씩 15일 도전과제에 전력을
다해서 임해보자. 변화하고, 치유하고, 긍정적인 환경을 만들어내려
면 제일 먼저 내면의 변화가 이루어져야 한다. 주기적으로 도전과제
로 돌아와 반복하면서 가장 효과적인 결과를 얻어내자. 1년에 적어도
한 번은 이 훈련을 반복하는 것이 좋다. 취업 기념일마다 한 번씩 하
는 것도 좋은 방법이다.

― 1일차: 자각하기

자신이 최초대처자가 된 이유를 자세하게 글로 적어본다. 당신이
이 일을 하는 목적은 무엇인가? 업무가 당신과 당신의 인생관, 당신
의 중요한 인간관계에 어떻게 부정적인 영향을 미쳤는가? 이 일로부
터 당신이 얻는 것, 그리고 얻어야 할 가치는 무엇인가?

도전과제 타인을 보호하고 생명을 구한다는 목적을 다시 한 번 마음
에 새기자. 당신의 가족, 배우자, 친구, 직장 동료, 지역사회가 당신
에게 필요로 하는 것이 무엇인지 글로 옮겨보자. 그리고 당신이 그들
로부터 원하는 것이 아니라 그들이 당신에게 원하는 것에 초점을 맞

취보자. 자기가 이런 대접을 받아야 한다고 생각하는 부분에 초점을 맞추지 말고, 당신이 줄 수 있는 부분에 초점을 맞추자. 공공서비스의 긍정적 가치를 모두 목록으로 정리해보자.

_ 2일차: 목표 세우기

자신의 목표를 다시 정의해본다. 동기를 부여받고 흔들림 없이 지속하기 위해서는 단기 목표, 중기 목표, 장기 목표를 모두 세울 필요가 있다.

도전과제 단기 목표, 중기 목표, 장기 목표를 적어도 한 가지씩 글로 적어보자. 각각의 목표를 달성하기 위해 당신이 매일 할 수 있는 일이 무엇인지 그려보자. 매일 아침마다 자신의 목표를 상기하는 등의 간단한 일도 좋다. 목표를 달성하고 나면 새로운 목표로 대체하자.

_ 3일차: 소통하기

자신의 경험, 생각, 감정을 타인과 공유하면서 효과적인 소통을 연습하는 것은 건강한 영혼뿐만 아니라 건강한 인간관계를 유지하는 데도 꼭 필요한 일이다.

도전과제 타인에 대한 진심 어린 관심을 키울 수 있도록 매일 능동적으로 노력하자. 특히 자신의 삶에서 가장 소중한 사람들에 대한 관심이 중요하다. 그가 아무리 까다로운 사람이라고 해도 말이다. 타인에게 질문을 던지는 법을 배우자. 그렇게 함으로써 그들과 유대감을 쌓고, 그들을 알아갈 수 있고, 그들이 자기 일에 대해 먼저 이야기를 꺼내게 만들 수도 있다. 말을 하기보다는 듣기를 더 많이 해야 한다. 타인의 일에 나서고 함께 대화를 나눔으로써 인간관계에서 튼튼한 토대를 쌓고, 그들을 지원하자. 그러고 싶은 마음이 들지 않더라도 말이다.

_ 4일차: 인간관계 개선하기

인생에서 가장 중요한 것은 볼 수도 만질 수도 없고, 오직 가슴으로만 느낄 수 있다. 당신에게 가장 중요한 사람은 누구이며, 그 인간관계가 그토록 중요한 이유가 무엇인지 적어보자.

도전과제 오늘 시간을 내서 누군가에게 당신이 그들을 얼마나 소중하게 여기고, 그들이 당신에게 어떤 의미인지 말을 하거나 편지를 써보자. 인간관계를 개선하기 위해 당신이 어떤 노력을 지속적으로 기울일 수 있을지 글로 적어보자. 다른 사람이 어찌 반응하는가에 상관없이 당신이 할 수 있는 일을 구체적으로 적어보자.

_ 5일차: 사랑 표현하기

인생에서 가장 큰 동기, 영감, 목적, 만족의 원천은 사랑의 표현에서 찾아온다. 사람들이 죽음에 가까워지면 필연적으로 자기가 사랑하는 사람들, 그리고 자신이 살아오면서 경험했던 사랑을 떠올린다는 사실만 봐도 이것을 확인할 수 있다. 죽음에 가까운 사람들은 자기가 달성한 것이 무엇인지, 자기가 어느 위치까지 올라갔는지, 얼마나 많은 돈을 벌었는지에 대해 생각하지 않는다. 죽음을 앞두고 일을 조금만 더 많이 했으면 좋았을 걸 하며 후회하는 사람은 없다. 대부분의 사람이 가장 후회하는 부분은 아이들과 많은 시간을 함께하지 못한 것이다. 좀 더 좋은 남편이나 아내, 아들이나 딸, 아빠나 엄마가 되지 못한 것이 가장 큰 후회일 때가 많다. 마지막 순간이 되면 사람들은 필연적으로 자기가 사랑하는 사람에게 손을 내밀게 되고, 마지막 순간까지도 그들과 함께하기를 바라게 된다.

도전과제 당신에게 소중한 사람에게 매일의 행동을 통해 그들이 당신 삶에서 가장 중요한 존재라는 사실을 보여주자. 말이 아니라 그들과 함께 나누는 시간의 양과 질을 통해 그들이 당신에게 얼마나 가치 있는 존재인지 보여주자. 오늘 그들과 함께 무언가 특별한 일을 해보자.

_ 6일차: 용서하기

자신과 타인을 용서하지 못하는 것만큼 불만과 불안을 야기하는 것도 없다.

도전과제 용서라는 단어의 원래 의미는 '내려놓다'이다. 누군가를 용서하지 않고 앙심을 품는 것은, 제아무리 정당한 분노라고 해도 타인이 아니라 당신을 해칠 뿐이다. 당신이 과거에 잘못했던 누군가에게 찾아가 용서해달라고 하자. 그리고 당신에게 잘못했었다고 믿는 누군가를 용서해보자.

_ 7일차: 내려놓기

우리는 부정적인 감정을 자신과 동일시하는 경향이 있다. 부정적인 생각과 감정은 당신의 영혼을 해치고, 당신이 최고의 삶을 즐기지 못하게 가로막을 뿐이다.

도전과제 오늘은 자신이 갖고 있는 모든 부정적인 생각과 감정을 의식하려고 해보자. 그리고 의식적으로 그런 부정적인 것들을 내려놓고, 긍정적인 생각, 긍정적인 확신, 혹은 긍정적인 기분을 떠올려주는 것들로 대체해보자.

_ 8일차: 타인을 향한 연민

가장 만족스럽고 의미 있는 삶은 이기적이지 않은 동기, 자기희생적 행동, 타인을 향한 연민을 바탕으로 이루어진다. 삶에서 가장 중요한 것은 자기만 잘 사는 것이 아님을 알게 될수록 우리 삶의 질과 영혼의 건강은 더욱 좋아진다. 타인과 그들의 행복을 위해 살수록 당신은 평화와 만족을 찾게 될 것이다.

도전과제 오늘 다른 누군가에게 예상 못 했던 친절을 베풀어보자. 다른 사람에게 예상 밖의 친절을 베풀 수 있는 일이 무엇이 있을까 찾아보는 습관을 들이자.

_ 9일차: 자기계발

활기 넘치는 건강한 영혼을 유지하는 비결은 훌륭한 인격을 발전시키는 것이다. 지속적인 노력 없이는 자신의 인격을 발전시킬 수 없다. 당신이 어떤 종류의 사람인지, 당신이 어떤 종류의 사람이 되어가고 있는지, 당신은 어떤 종류의 사람이 되고 싶은지 글로 옮겨보자. 당신이 얻고 싶은 이상적인 인격적 특성을 목록으로 정리해보자.

도전과제 자기에게 없었으면 하는 부정적이거나 나쁜 습관을 한 가지 찾아보자. 그 습관을 긍정적이고 좋은 습관으로 대체한다. 매일매일 자신이 얻고 싶어 하는 이상적인 인격적 특성을 개발하기 위해 노력하자. 긍정적인 사고를 하는 습관을 들이자.

10일차: 운동하기

꾸준한 운동만큼 영혼의 건강을 증진시켜주는 것도 드물다.

도전과제 꾸준한 운동(일주일에 3~4일)을 하고 있지 않다면 당신이 유지할 수 있는 운동 계획을 짜보자. 그리고 오늘 바로 시작하자. 이미 운동을 하고 있다면 운동을 얼마나 효과적이고 지속적으로 해왔는지 평가해보고 좀 더 노력하기로 마음을 다져보자.

11일차: 감사의 마음 갖기

감사의 마음을 느끼는 사람의 영혼에는 우울증이 찾아올 수 없다. 자신의 삶에서 좋았던 것에 계속해서 감사의 마음을 갖는다면, 당신의 영혼을 지탱하고 우울증에 빠지지 않게 도와줄 것이다.

도전과제 아무리 작은 것이라도 당신이 감사의 마음을 느끼는 모든 것을 세세하게 목록으로 적어보자. 일주일 후에는 새로 목록을 작성하고 감사의 마음을 가져야 할 것이 얼마나 더 많아졌는지 확인해보자.

12일차: 침묵하기

우리는 침묵 속에서 자기 자신에 대해, 그리고 자신이 필요로 하는 것이 무엇인지에 대해 알게 된다. 삶이 우리를 끊임없이 산만하게 만들지 않으면 창조적인 아이디어가 뿜어져 나온다. 침묵은 우리를 자기 자신과 이어지게 하여 자기가 인생에서 가치 있게 여기는 것에 초점을 맞출 수 있게 해준다. 침묵은 자신의 문제를 새로운 관점에서 바라볼 수 있게 해준다.

도전과제 오늘은 침묵의 날로 정하자. 꼭 해야만 하는 이야기가 아니면 말을 하지 않도록 하자. 차에서도 라디오를 틀지 말고, 스마트폰, 텔레비전, 컴퓨터 게임기, 그리고 소리가 나는 그 무엇도 사용하지 않는다. 텔레비전을 틀어놔야 잠이 드는 습관이 있다면 오늘은 텔레비전 없이 잠들어 보자. 침묵의 날을 이용해서 좀 더 맑게 생각하고 느껴보자.

13일차: 친절하고 긍정적으로 말하기

우리는 말을 이용해서 부정적인 생각과 감정을 퍼뜨리고 강화하는 경우가 많다. 당신은 말로 자신의 이기적 자아와 사리사욕을 부추기기도 하고, 타인을 해치기도 한다. 하지만 이것이 오히려 당신의 영혼에 큰 손상을 입힐 수 있다.

도전과제 오늘은 오직 긍정적이고 도움이 되는 말만 해보자. 다른 사람, 직장, 자기 자신에 대해 부정적인 말을 하지 말아보자.

14일차: 올바른 선택 내리기

당신이 매일매일 내리는 수십 가지 결정이 당신의 직업적·개인적 삶의 질을 결정하고 지탱한다. 선택권과 자유의지를 건설적으로 사용하면 당신 영혼의 건강과 삶의 질은 즉각적으로 좋아지기 시작한다. 그저 습관과 본능이 이끄는 대로 살기보다는 자신의 삶을 자신이 선택할 수 있음을 자각해보자. 이것이 첫 단계다.

도전과제 당신이 후회하는 과거의 선택 세 가지를 적어보자. 그런 선택을 했던 이유도 목록으로 작성해보자. 그런 선택 뒤에 자리 잡고 있는 동기는 무엇이었나? 앞으로 건설적인 선택을 하기 위해 무엇을 할 것인지 적어보자. 당신이 무언가를 할 때 그 뒤에 숨어 있는 동기가 무엇인지 살펴보자. 오늘 하루는 세 가지 좋은 선택을 해보자. 점심으로 Y 대신 X를 먹어보고, 술 한잔 하자는 친구의 제안을 거절도 해보고, 텔레비전도 끄고 말이다.

___ **15일차: 과거의 잘못 바로잡기**

당신이 과거에 했던 말이나 행동으로 아직도 후회하고 있다면, 그런 일들이 당신의 영혼을 크게 짓누르고 있을지도 모른다.

도전과제 개인 생활과 직장 생활 모두에서 어떤 식으로든 누군가에게 잘못한 적이 있다면 그들의 이름을 모두 목록으로 정리해보자. 그리고 하루 날을 잡아 그런 잘못 중 하나를 바로잡을 수 있는 무언가를 해보자. 다음 날에는 다음 목록에 나와 있는 사람에게 저질렀던 잘못을 바로잡아 보자. 이런 식으로 목록 끝까지 지워나가자.

당신의 목표를 정의할 수 있게 돕는 자각 질문

∷ 당신에게 목적의식과 삶의 의미를 불어넣어 주는 것은 무엇입니까? 어떻게 하면 그런 것을 가꾸어나갈 수 있겠습니까?

∷ 최초대처자들은 자신의 삶에 목적의식을 부여해주던 긍정적인 것들과 이어진 끈을 잃어버리는 경향이 있다. 이 질문은 당신이 자신의 삶에서 진정으로 중요한 것, 삶을 지탱해주고 영혼을 지탱해주는 것과 다시 이어질 수 있도록 도와줄 것이다. 그리고 당신이 그런 긍정적인 부분을 무시하고 있었고, 그것과 다시 이어지기 위해 할 수 있는 일이 무엇인지 깨닫게 도와줄 수도 있을 것이다.

∷ 지역사회, 자신이 속한 기관, 동료, 가족이 당신에게 필요로 하는 것은 무엇입니까?

∷ 최초대처자들은 자연스레 '피해 의식'에 무릎을 꿇는 경향이 있다. 그러면 당신은 자신이 사회, 기관, 동료 때문에 희생당했다고 생각하게 된다. 관심의 초점을 자기 자신이 아니라 타인이 자신에게 필요로 하는 것으로 돌리는 법을 배우면 피해 의식이 자리 잡는 것을 막을 수 있다.

7장
동료 지원

역경이 영웅을 만들어내는 것이 아니다.
우리 안에 들어 있는 '영웅'이 역경 속에서 그 모습을 드러내는 것뿐이다.

_ 밥 라일리(Bob Riley)

론은 소방서 동료지원팀에 자원해 봉사 활동을 하는 여덟 명 중 한 명이었다. 그는 동료 소방대원이나 긴급의료원이 직장 문제나 개인 문제로 조언이나 도움을 구하면 언제라도 기꺼이 도와줄 준비가 되어 있었다. 그는 언제나 두 눈을 크게 뜨고 동료들을 지켜보면서, 누군가 찾아오기를 기다리기보다 먼저 손을 내밀어 돕는 경우가 더 많았다.

론은 소방대원 동료 제이슨을 몇 주 동안 지켜보면서 그가 평소와 다르다는 것을 눈치챘다. 평소에는 늘 살갑게 굴던 제이슨이 혼자 있으려고만 하고 말수도 적어진 것이다. 어느 날 아침 식사 후에 론은 그에게 다가가 이렇게 말했다. "어떻게 지내? 요즘 보니까 평소의 너답지 않던데. 무슨 문제는 없어?" 제이슨은 그냥 간단하게 대답했다. "괜찮아." 론이 말했다. "좋아, 제이슨. 하지만 네가 무엇이든 얘기하고 싶은 것이 있다면 내 귀가 항상 열려 있다는 것을 기억해." 론이 제이슨의 팔을 살짝 두드리고 돌아서 걷기 시작하자 제이슨이 그를 불러 세우며 사실은 걱정거리가 하나 생겼다고 말했다. 제이슨은 2주 뒤면 최종 이혼 판결이 난다고 말했다. 그래서 일에 집중이 안 되고 모든 일에 무관심해진다고 했다. 론은 당장 필요한 것이 있느냐고 물었고, 제이슨은 별일 없을 거라고 약속했다. 론은 대화하고 싶으면 언제라도 이야기하라면서 혹시 필요해질지도 모르니 소방서 상담원의 연락처를 알려주었다.

그 후로 2주 동안 론은 제이슨을 계속해서 관찰하며 도움을 주고, 비번일 때는 가끔 전화도 했다. 제이슨이 비번인 날에는 그의 집에 가서 펜스 치는 것을 돕거나 그냥 함께 시간을 보내기도 했다. 어느 날 밤 새벽 2시에 론은 제이슨으로부터 전화를 받았다. 제이슨은 무척 우울한 목소리로 이야기를 나눌 상대가 필요하다고 했다. 론은 그 자리에서 바로 침대에서 일어나 24시간 영업 식당에서 제이슨과 만났다. 거기서 론은 제이슨이 자신의 이혼과 다른 개인적인 문제에 대해 털어놓는 고민을 귀 기울여 들었다.

그리고 다음 주에 론은 제이슨이 평소의 모습으로 돌아오기 시작한 것을 알 수 있었다. 어느 날 제이슨이 그에게 다가와 이렇게 말했다. "이봐, 자네가 항상 나를 지켜봐 주고 그날 밤 늦은 시간에 만나줬는데 제대로 고맙다는 얘기도 못했네. 다른 사람한테는 이 얘기 절대로 안 했는데, 사실 그날 밤 전화했을 때 내 손에 권총이 들려 있었어. 다 끝내버려야겠다 생각하고 있었거든. 그런데 자네가 나를 보러 오겠다고 해서 일단 자네를 만나보고 난 다음에 생각하자 싶었지. 지금은 기분이 훨씬 좋아졌어. 하지만 만약 자네가 그날 밤 나타나지 않았더라면 나는 지금 이 자리에 없었을지도 몰라. 정말 고마워."

헌신적인 동료지원팀 팀원이 한 직원의 사기에 극적인 영향을 미칠 수도 있다. 동료지원팀은 전·현직 직원들의 신뢰를 받는 경험 많은 동료들로 구성되며, 스트레스와 위기 상황에서 동료들을 비밀리에 돕고 이끌어주는 역할을 한다. 이 팀이 효과적일 수 있는 이유는 업무와 관련된 스트레스와 정서적 문제를 가장 잘 이해할 수 있는 응급 최초대처자 동료들로 구성되어 있기 때문이다. 최초대처자들을 위한 정신건강증진 프로그램에서 능동적이고 존경받는 동료지원팀의 존재는 핵심적인 부분이다.

1950년대부터 시작해서 뉴욕, 보스턴, 시카고의 경찰서들은 경찰서 내에서 알코올중독과 관련된 문제에 대처할 동료 지원 프로그램 요소들을 개발하기 시작했다. 1968년에는 로스앤젤레스 경찰서에서 최초로 경찰서 내에 행동과학부를 만들었고, 1981년에는 미국 최초로 정식 인가를 받은 경찰서 지원 동료 지원 프로그램이 창설되었다. 현재 국제경찰청장협회에서는 동료 지원 프로그램을 지지하면서 그런 프로그램을 가동하는 데 필요한 일반 지침과 운영 기준을 제시하고 있다. 또한 협회에서는 위기 상황 스트레스 관리(CISM) 훈련과 수행 보고 프로그램을 지지하고 있다. 이 프로그램은 일반적으로 정신 건강 상담원과 함께 연계해서 이루어진다.

지난 수십 년에 걸쳐 모든 응급 최초대처자 직업군에서 비밀리에 신뢰할 수 있는 지원과 도움을 제공해줄 동료를 위한, 동료에 의한 프로그램의 필요성에 대한 인식이 확산되었다. 여기에 해당하는 직업군에 종사하는 사람들은 정서적·정신적·영적으로 버티기가 만만치 않고, 문화 또한 대단히 폐쇄적이어서 같은 직업 사람들 말고 외부 사람들은 그 누구도 믿지 말라고 배우며 살아온 사람들이 많다. 사정이 이렇다 보니 최초대처자들은 경험 많고 신뢰할 수 있는 동료의 도움을 특히나 잘 받아들인다. 같은 동료야말로 자신의 업무에 대해, 그에 따르는 좌절과 고통에 대해 누구보다 잘 아는 사람이기 때문이다. 최초대처자들이 개별적으로 전문가의 도움을 찾아가게 하는 것보다는 동료 지원 프로그램을 이용하게 하는 것이 훨씬 효과적이라는 사실이 꾸준히 입증되어 왔다.

동료지원팀 팀원은 정신건강 상담사나 심리치료사는 아니지만 잘 훈련되고, 경험 많고, 신뢰받는 동료다. 이들은 동료의 말에 귀 기울이고, 그들을 지원하고, 필요한 것이 있다면 어떤 방식으로든 도움으로써 동료들에게 소중한 자산이 되어준다. 동료지원팀은 암이나 다른 심각한 질병, 정서적 고통, 급성 스트레스, 외상 후 스트레스 장애 증상, 업무 관련 스트레스나 문제, 업무에 지장을 줄 수 있는 가족 문제, 개인적·직업적 위기 등으로 고통받고 있을지 모를 직원(또는 직원의 가족)에게 헤아릴 수 없이 다양한 형태의 지원과 도움을 제공해준다. 또한 위기 상황 스트레스 관리 수행 보고 프로그램이나 진정 프로그램의 진행에도 도움을 주며, 적응 능력과 스트레스 관리 능력 향상 교육을 통해 동료들이 위기가 발생하기 전에 미리 대비할 수 있게 돕는다. 기본적으로 동료지원팀은 비판하지 않고 보살피는 태도로 비밀 유지하에 온갖 필요한 도움을 제공해준다.

소속 기관 사람 아무나 효과적인 동료지원팀 팀원이 될 수 있는 것은 아니다. 여기에 선발된 사람들은 민간 직원을 비롯한 기관 내 모든 직원들에게 인정받는 사람이어야 한다. 지령요원이나 민간 직원들 역시 최초대처자만큼이나 고통받을 수 있는데도 무시되는 경우가 너무 많다. 이런 직원들도 다른 사람들 못지않게 동료 지원이 필요하다. 동료지원팀 팀원은 경험이 많고, 대인관계도 좋고, 사람들 말에 귀 기울일 줄 아는 사람이어야 한다. 그리고 동료와 상관들로부터 신뢰를 쌓아올린 사람이어야 한다. 그리고 다른 사람들이 편하게 다가설 수 있는 사람이어야 하고, 긍정적이고, 배려심 많고, 공감을 잘하는 태도를 가지고 있으면서 그런 태도가 잘 드러나는 사람이어야 한다. 이런 자질이 결여된 팀원은 동료 지원 프로그램의 사기를 떨어뜨리고, 오히려 파괴적인 영향을 미칠 수도 있다. 팀원을 신중하게 선발할 수 있는 과정도 중요하지만 팀과 맞지 않는 사람을 탈락시킬 수 있는 과정도 못지않게 중요하다.

최초대처자 사회에서 가십, 험담, 소문, 가혹한 신입 신고식 등이 흔히 이루어지고 있음은 참으로 안타까운 사실이다. 이런 것들은 사기에 큰 악영향을 미친다. 동료지원팀은 이런 종류의 행동에 주의를 환기시키고 막아내는 역할을 해야 한다. 그렇지 않으면 기관 전체에 해로운 영향을 미칠 것이다.

효과적인 동료지원팀 팀원이 되는 데 가장 중요한 일은 남의 얘기에 귀를 기울이는 것이다. 동료지원팀 팀원은 누군가에게 이래라 저래라 시키는 사람이 아니라 질문을 던져 이야기를 들은 후에 도움이 될 만한 자신의 경험담을 이야기하는 사람이다. 동료지원팀은 비판적인 태도를 가져서는 안 되며, 항상 동료들의 안녕을 최우선 관심사로 해야 한다. 동료지원팀 팀원은 평소 동료들이 어떻게 지내고 있는지, 뭐 필요한 것은 없는지, 어떻게 하면 도울 수 있는지 등을 묻고 다녀야 한다. 그저 비밀리에 대화를 나눌 동료가 있다는 사실만으로도 직원들이 자신의 문제들을 좀 더 긍정적으로 처리하는 데 도움이 되는 경우가 많다. 비슷한 상황을 경험해보았을 동료와 이야기를 나누는 것이기 때문이다.

동료지원팀을 결성하고 유지하는 데는 거의 비용이 들지 않는다. 팀원들에게 위기 상황 스트레스 관리, 정신적 외상 개입, 문제 해결과 관련해서 어느 정도 훈련을 받는 것을 권장하기는 하지만 대부분의 훈련은 업무의 연장선에서 이루어진다. 즉 팀원들이 매월 모임을 갖고 함께 공유하는 다양한 경험이 곧 훈련이 된다는 의미다. 또한 각 지역사회마다 기꺼이 시간을 내어 스트레스 관리와 관련 훈련을 제공하려는 전문가들이 있기 마련이다. 이런 전문가들을 적극 활용하자.

동료지원팀의 책임

효과적인 동료지원팀은 다음과 같은 방식으로 기관에 봉사한다.

- □ 동료 지원 프로그램에 도움을 구하는 직원이나, 걱정하는 마음으로 다른 동료들이 의뢰한 직원에게 비밀 유지에 대한 기대와 신뢰감을 심어준다.
- □ (보통 한 달마다) 정기적으로 동료 지원 훈련 모임에 참석한다.
- □ 민간 직원과 일반 직원 모두에게 필요한 도움과 지원을 제공한다.
- □ 필요하다면 직원들이 바라는 적절한 기관(전문 기관이든 아니든)에 의뢰하여 그들에게 도움을 준다.
- □ 동료들의 말을 귀담아 듣고, 그들을 지원하고, 먼저 손을 내밀어 유대감을 쌓고, 그들이 올바로 일하고 있다는 확신을 준다. 필요한 도움은 어떤 것이든 제공한다.
- □ 필요한 경우라면 시간을 가리지 않고 어느 때건 직원과 접촉해서 돕는다.

□ 가족 행사, 소풍, 기타 활동들을 편성해서 기관의 직원들을 위해 다방면에 걸친 가족 지원 시스템을 구축한다.

□ 위기 상황을 겪은 직원이나 정서적 고통에 시달리고 있는 직원의 말에 귀를 기울이고 함께 대화를 나눈다.

□ 근로자 지원 프로그램이나 알코올중독자 모임, 약물중독 치료 프로그램, 재정 상담 서비스 등 가용한 서비스에 대한 정보를 제공한다.

□ 위기 상황 스트레스 진정 프로그램을 진행하거나 보조한다(이 것은 덜 심각한 사건 이후에 비교적 즉각 긴장을 해소해주는 프로그램이다). 이 프로그램은 직원들을 평가해서 좀 더 집중적인 대처가 필요한 사람들을 골라내고, 급성 증상을 완화할 목적으로 몇 시간 안에 이루어지는 체계적인 소집단 논의 과정으로 세 단계로 이루어져 있다(146쪽 참조).

□ 자격을 갖춘 치료사와 함께 협력하여 위기 상황 스트레스 관리 수행 보고 프로그램을 진행한다(142쪽 참조).

□ 기관 전체 직원들에게 훈련, 정보, 기타 자원들을 선제적으로 제공해서 스트레스, 정신적 외상, 업무에 따르는 다른 악영향들을 좀 더 효과적으로 처리하는 법을 배우게 돕는다.

□ 기관에 지속적으로 정서적 생존 훈련, 자살의 자각과 예방, 정신건강증진 훈련과 정보를 제공한다.

□ 매월 점호나 라인업 훈련에 방문한다. 동료지원팀 팀원들이 사람들 눈에 자주 띄고, 동료지원팀의 활용 방법에 대해 이야기를 많이 나눌수록 사람들이 더 많이 찾아올 것이다.

동료지원팀의 지도자는 팀원들에게 어떤 훈련을 지속적으로 진행해야 할지 파악해야 한다. 팀원들을 위한 입문 훈련과 지속적 훈련에서 다룰 수 있는 주제는 다음과 같다.

□ 비밀 유지
□ 역할 갈등
□ 한계와 법적 책임
□ 윤리적 문제
□ 소통 촉진과 듣기 기술
□ 비언어적 소통
□ 문제 평가
□ 문제 해결 기술
□ 다문화 공존의 문제
□ 심리적 외상과 적응 방법
□ 스트레스 관리
□ 탈진
□ 슬픔 관리
□ 가정 폭력
□ 자살 성향 평가
□ 위기관리
□ 정신적 외상 개입
□ 알코올 및 약물 남용
□ 정신건강 상담이 필요한 경우를 판단하고 의뢰하는 방법에 대

한 정보
- □ 위기 상황 스트레스 관리와 수행 보고
- □ 정서적 생존 훈련

동료지원팀을 결성하고 유지하는 방법

동료 지원 프로그램을 수립하고 싶은 사람은 누구든 먼저 기관의 운영진이나 기관장으로부터 지지를 이끌어내야 한다. 최고 경영진의 뒷받침이 없이 동료 지원 프로그램을 효과적이고 지속적으로 운영하기란 사실상 불가능하기 때문이다. 응급 최초대처자를 위한 프로그램의 필요성, 그런 프로그램에서 얻을 수 있는 다양한 이점을 말해주는 연구 자료는 방대하게 준비되어 있다. 이런 자료와 더불어 최초대처자 직업군에서 정서적 외상과 심리적 외상이 빈발하고 있다는 압도적인 증거를 함께 제시한다면 이런 유익한 프로그램의 필요성을 어렵지 않게 설득할 수 있을 것이다.

동료 지원 프로그램 수립에 관심이 있는 사람이라면 그 과정을 시작할 운영위원회를 먼저 꾸려야 한다. 운영위원회는 동료들의 안녕에 관심이 많은 헌신적이고 믿을 수 있는 동료들로 구성해야 한다. 프로그램 수립에 돈은 문제가 되지 않는다. 다른 곳의 팀원들뿐만 아니라 지역사회의 전문가들로부터 훈련을 요청할 수 있기 때문이다. 만약 전문가를 구하기 어렵고, 훈련 자금도 없다면 그냥 동료들의 안녕에 헌신적인 사람들로 팀을 꾸려서 정기적으로 모임을 갖고, 서로의 경험으로부터 배우는 것만으로도 조직에는 큰 도움이 된다.

팀은 서면으로 작성된 정책, 기관의 훈령, 지침서, 혹은 동료 지원 프로그램의 운영 지침을 제시해줄 다른 규칙이나 규정에 의해 운영되어야 한다. 이런 전체적인 지침을 마련하는 것이 운영위원회의 주요 기능이다. 서면 작성된 정책에는 동료지원팀의 목적, 사명, 역할 등이 자세하게 설명되어 있어야 한다. 그리고 거기서 더 세부적으로 들어가 팀원 선발 과정, 팀원에게 요구되는 자질과 경험, 팀원 해임 방법과 해임 사유, 팀원에게 요구되는 훈련, 지휘 계통, 비밀 유지 지침, 동료지원팀의 대응이 요구되는 상황을 정리한 목록 등이 나와 있어야 한다.

동료지원팀의 지휘 계통(팀의 지휘자와 동료지원팀을 담당하는 정신건강 증진 프로그램 담당자)이 효과적으로 작동하려면 기관장과 직접 연결되어 있어야 한다. 그래야 비밀을 유지할 수 있고, 다양한 상관으로부터 지휘를 받는 인력들이 동료 지원 사안과 관련해서는 똑같은 명령 체계를 따를 수 있어 효과적이기 때문이다. 이렇게 하면 개인적·직업적 문제를 겪고 있는 직원들이 자신의 정보를 자기 상관에게 노출시키지 않고 비밀을 유지할 수 있다. 지휘 계통을 가장 효과적으로 조직하는 방법은 동료지원팀 팀원이 모두 팀장으로부터 직접 지휘를 받고, 팀장은 다시 정신건강증진 프로그램 담당자로부터 지휘를 받는 것이다. 그리고 정신건강증진 프로그램 담당자는 기관의 장으로부터 직접 지휘를 받는다.

동료지원팀 팀원을 선발하는 문제는 대단히 진지하게 생각해야 한다. 이 일에 제일 관심이 많고, 가장 신뢰받고, 가장 경험 많고 유능한 사람을 선발하기 위해서는 추천 과정과 시험 과정이 마련되어 있어야 한다.

비밀 유지는 효과적인 동료 지원 프로그램의 초석이다. 비밀 유지와 관련된 기관의 정책이 지침서에 나온 대로 엄격하게 지켜져야 한다. 그리고 비밀 유지와 관련된 규칙과 지침은 해당 법률을 준수해야 한다. 이 부분에 대한 신뢰가 한 번만 깨져도 동료 지원 프로그램이 망가질 수 있다. 하지만 법적으로 비밀 유지의 원칙을 깰 수 있는 경우가 있다. 아동 학대, 노인 학대, 가정 폭력, 범죄 위협, 자살 위협 등이 드러난 경우다. 또 아주 제한적인 경우에 해당하는 얘기지만, 판례법에 따라 기관 내부 문제로 수사를 진행할 때는 동료지원팀 팀원에게 관련 정보를 요구할 수도 있다. 이런 상황을 피하려면 애초에 범죄 행동이나 정책 위반 등에 대해서는 동료와 아예 대화하지 않는 것이 상책이다. 동료지원팀 팀원은 동료에게 필요한 도움을 주기 위해 있는 사람이지, 범죄 행위나 정책 위반을 폭로하기 위해 있는 사람이 아니다.

일단 동료지원팀이 만들어지고 서면으로 작성한 지침과 정책이 운영진의 승인을 받고 나면 팀은 기관 전체 사람들에게 받아들여질 수 있도록 노력을 기울여야 한다. 팀원들은 동료지원팀이란 어떤 곳이고, 팀원들이 직원들에게 어떤 도움이 될 수 있는지에 관한 정보를 사람들에게 제공함으로써 이런 부분을 도울 수 있다. 팀원들은 정기적으로 (보통 한 달) 모여 수행 결과를 보고하고, 동료 지원 상황에 대해 논의하고, 훈련을 진행하고, 도움이 필요한 직원들에게 필요한 자료와 도움을 제공할 방법을 논의해야 한다. 이런 모임은 의미 있는 것이어야 한다.

동료지원팀의 가치는 아무리 강조해도 지나치지 않다. 직원들이 서로를 지원하고 도울 수 있는 수단을 제공하는 것은 건강한 조직을 가꾸는 최고의 메커니즘이다. 동료지원팀은 응급 최초대처자의 정서적·영적 생존과 건강을 뒷받침하는 데 없어서는 안 될 중요한 기둥이다.

라 메사 경찰서의 경찰관 팀 퍼디는 사람이 죽은 발포 사건에 연루된 후에 자신에게 동료지원팀이 얼마나 중요한 역할을 했는지 설명했다.

동료지원팀을 두는 일은 한번 생각해보자거나 여유가 되면 해보자고 할 만한 성격의 것이 아닙니다. 모든 최초대처자 기관에서 반드시 갖추어야 할 팀입니다. 동료지원팀이 없이 어떻게 최초대처자 기관이 제대로 기능하고 직원들의 건강을 유지할 수 있을지 솔직히 저는 모르겠습니다. 제가 직접 경험해보고 분명히 말씀드릴 수 있는 부분은 라 메사 경찰서의 동료지원팀과 BeSTOW 철학이 없었더라면 저는 지금 이 자리에 없었을 것이라는 점입니다. 100퍼센트 확신은 못 해도 꽤 자신 있게 말씀드릴 수 있습니다. 저는 아마 결혼도 하지 못했을 것이고, 분명 더 이상은 경찰 일을 하지도 못했을 겁니다. 저는 요즘 경찰들의 정신건강에 큰 관심을 갖고 있습니다. 동료지원팀을 두는 것이 얼마나 중요한지는 입이 닳도록 얘기해도 모자랍니다.

발포 사건 이후의 시간은 저나 제 가족 모두에게 대단히 힘든 시기였습니다. 저는 6주 휴가를 내야만 했죠. 때로는 업무에 복귀하지 않는 것에 죄책감이 느껴지기도 했고, 하루하루 그저 살아가는 것만 해도 버겁게 느껴졌죠. 하지만 그 시간 내내 동료지원팀은 저를 옆에서 지켜봐 주었습니다. 요청할 필요도 없이 자동으로 그런 종류의 지원을 받게 되면 꼭 천사가 가면을 쓰고 와 있는 것 같은 생각이 듭니다. 제 경우에 제일 좋았던 부분은 그 사고에 대해 이야기를 나눌 사람이 있고, 나를 이해하고 실제로 염려해주는 사람들이 곁에 있다는 것이었습니다. 가족들뿐만 아니라 위에서 아래까지 경찰서 사람들 모두가 저를 염려해주었습니다. 이런 염려가 제 삶과 직업을 구원해 주었습니다.

소방대장 데이브 하든버거는 동료 지원 위기 상황 수행 보고 프로그램의 중요성에 대해 이렇게 얘기한다.

가끔은 지역 주민이 911로 전화를 하지 않고 곧장 소방서로 달려 와서 도움을 구하는 경우가 있습니다. 보통은 병원으로 가다가 상황이 갑자기 악화돼서 오는 경우죠. 당연한 얘기지만, 누군가 예약도 없이 찾아와 초인종을 누르면서 의학적 도움을 받으려 한다면 대개는 심각한 경우죠.

아주 따뜻한 어느 날에 저는 동료들과 함께 샌디에이고에서 비교적 한가한 아침 시간을 즐기고 있었습니다. 그런데 느닷없이 찾아온 사람 때문에 우리는 깜짝 놀랐습니다. 결국 이것은 우리가 경험했던 사건들 중에 최악의 사건이 되고 말았죠. 한 젊은 엄마가 히스테리 상태에서 아기 둘을 데리고 경찰서로 왔습니다. 익사 가능성이 의심되는 아기들이었습니다. 엄마는 생명력이 느껴지지 않는 아기를 양팔에 한 명씩 끼고 비명을 지르며 소방서 문을 발로 차고 있었습니다.

아이에게 심폐소생술을 하는 것도 심난한 일인데, 이 경우는 걸음마 아기를, 그것도 두 명이나 살려내야 하는 상황이었습니다. 남자아이와 여자아이였습니다. 둘 다 기저귀를 차고 있었죠. 잘 모르는 분들을 위해 설명하자면 사람에게 심폐소생술을 하는 것은 정서적으로 대단히 강렬하고 힘든 일입니다. 그런데 이것을 아이에게 해야 한다면 천 배 정도는 더 힘들어집니다. 게다가 집에 비슷한 나이의 자녀가 있는 경우라면 거기서 다시 천 배 정도는 더 힘들어지죠.

긴급의료원들이 도착했을 때는 소방차 엔진 소리 너머로 광기에 휩싸인 엄마의 비명 소리를 들을 수 있었죠. 구조사들은 생명이 느껴지지 않는 두 아기에게 미친 듯이 달려들어 할 수 있는 일은 모두 다 했습니다. 기도를 확보하고, 심폐소생술을 하고, 약물을 투여했죠. 필사적으로 모든 것을 다했지만 결국에는 소용없는 일이 되고 말았고, 아이들의 목숨을 되살릴 수는 없었습니다.

광란의 소동이 벌어지고 있는 동안 그 배경에서 도무지 잊히지 않는 두 소리가 울리고 있었습니다. 하나는 자기 아이들이 죽었음을 서서히 깨달아가는 엄마의 절망스런 비명 소리였고, 또 하나는 가장 경험이 많은 우리 소방대장이 제정신을 잃고 질러대는 소리였습니다. 두 소리에 등골이 오싹해졌습니다. 엄마야 그렇다고 쳐도, 가장 경험이 많은 상관마저 거의 공황에 빠져버린 상태였으니까요. 생명이 느껴지지 않는 두 아이는 병원으로 실려가 결국 사망 선고를 받았는데, 어쩐 일인지 그 이후에도 소름 끼치는 두 사람의 목소리가 계속

뒤섞여 제 귓가에 울렸습니다.

어떤 사건이 마음속에서 지워지지 않고 남으면 왜 하필 그 사건만 그런지, 왜 그 사건이 자신에게 그런 극적인 영향을 미치는지 이유를 설명하기가 어렵습니다. 비슷한 상황이 찾아올 때면 어김없이 아기 엄마가 무기력한 목소리로 질러대던 날카로운 비명 소리가 한동안 나를 쫓아다니죠. 죄 없고 사랑스러운 아기들이 생기 없이 차갑게 축 처져 있는 모습 또한 지워지지 않고, 최고의 훈련을 받은 구조사들이 죽은 아기들을 살려보겠다고 부질없이 애쓰는 장면 또한 지워지지 않습니다. 하지만 저에게 더욱 큰 충격으로 다가온 장면은 우리 중 가장 용감하고, 가장 경험도 많고, 가장 존경받는 대장이 그날은 너무나 동요하고 있었다는 사실입니다. 저는 우리 중 최고인 사람 또한 결국 연약한 사람임을 보여주는 끔찍한 사건을 목격하고 만 것이죠. 궁금증이 제 머리를 떠나지 않았습니다. 대장도 저런데 나는 얼마나 연약한 사람일까? 그리고 나머지 내 동료들은?

우리 모두는 절망적일 정도로 연약합니다. 그저 자기 할 일을 하다가도 크게 동요하고 정서적으로 고통스러워질 수 있죠. 우리의 업무는 삶과 죽음을 마주하는 일입니다. 그러다 보면 자신의 정서적 건강도 영향을 받을 때가 많죠. 이 일은 최초대처자인 우리도 감정·격정·두려움을 지닌 인간, 모든 생명을 구하고 싶다는 실현 불가능한 욕망을 지진 한낱 인간에 불과하다는 사실을 일깨워주었습니다. 그리고 가끔은 그 일에 실패할 수도 있다는 사실을요. 우리가 실패하면 다른 누군가는 그 아기, 엄마, 아빠를 두 번 다시 볼 수 없게 되죠.

그날 늦은 시각에 동료지원팀에서 이 일에 연루된 긴급의료원,

지령요원, 소방서 인력들을 모두 모아 진정 프로그램을 열었습니다. 그 시간은 정말 큰 도움이 됐습니다. 우리가 서로의 이야기를 들어보고 방금 경험했던 끔찍한 사건을 처리할 수 있는 기회를 주었거든요. 동료지원팀이 우리를 도와주지 않았더라면 나를 비롯한 수많은 사람들이 더 힘든 시간을 보내야 했을 겁니다. 구조사들 중 여러 사람이 계속해서 뚜렷한 증상을 보였기 때문에 일주일 후 동료지원팀에서 그 사건을 대상으로 좀 더 구체적인 수행 보고 프로그램을 진행했습니다. 그 프로그램이 모든 사람에게 얼마나 큰 도움이 되었는지는 아무리 강조해도 지나치지 않습니다. 그 시간은 우리에게 일어난 일과 그로 인해 우리가 받은 영향을 좀 더 효과적으로 처리하고, 앞으로 나갈 수 있게 해준 결정적인 연결 고리였습니다.

당신의 동기를 분명히 밝혀주는 자각 질문

:: 당신 삶의 동기는 무엇이고, 일을 하는 이유는 무엇입니까? 결혼을 하고, 부모가 되고, 무언가를 하는 행동의 동기는 무엇입니까? 당신의 동기는 주로 마음에서 우러난 것입니까? 당신의 동기는 이타적입니까? 당신의 동기는 평화롭고, 행복하고, 만족스런 삶에 이바지하고 있습니까?

:: 무언가를 할 때 그런 행동을 하는 이유 속에는 우리의 마음 상태, 정신적 건강, 그리고 목적의식이 반영되어 있다. 자신의 진정한 동기를 살펴봄으로써 우리는 시간을 보내는 방식, 인간관계를 이끌고 가는 방식, 타인에 대한 영향력 등을 개선해나갈 수 있다. 타인에게 쓸모 있는 사람이 되고자 동료 지원 활동에 기꺼이 자신을 바치는 것은 자신의 영혼을 살찌우는 최고의 일 중 하나다.

8장
가정의 지원

모든 사람은 살다 보면 언젠가는 내면의 불꽃이 꺼질 때가 있다.
그리고 그 불꽃은 또 다른 누군가를 만났을 때 비로소 다시 인다.
우리 모두는 내면의 영혼에 다시 불을 붙여준
그 사람들에게 마땅히 감사해야 한다.
_ 알베르트 슈바이처(Albert Schweitzer)

::

소방대원 그레그는 방금 3일 교대 근무를 마쳤다. 24시간도 안 되는 시간 동안 벌써 아기가 죽었다는 호출을 두 번이나 받고 다녀오는 길이다. 오늘 온 호출은 8개월 된 여자 아기가 질식했다는 신고였다. 그 전에 온 호출은 5개월 된 남자 아기가 영아급사증후군으로 사망했다는 신고였다.

8년에 걸쳐 이 일을 하는 동안 그레그는 죽음과 비극에 점점 익숙해져서 감정이 거의 마비 상태가 되어 있었다. 이제는 일터에서도 집에서도 어떤 감정을 느끼는 일이 드물었다. 의료 보조를 하러 달려 나갈 때마다 그는 점점 사람들과 단절되어 멀어졌고, 더 이상 그의 아내가 한때 자랑스러워했던 그 사람이 아니었다. 이제 아내는 그가 자기가 알던 그 사람이 맞는지조차 알아보기 힘들었다. 그레그가 느끼는 감정이라고는 매일 밤 근무를 마치고 차를 타고 집에 올 때 느끼는 불길한 예감밖에 없었다.

9년 동안 함께 결혼 생활을 한 그레그의 아내 알리시아는 결국 포기하고 말았다. 그녀는 몸만 옆에 있지 마치 100만 킬로미터 정도 멀리 떨어져 있는 것 같은 멍한 눈빛으로 자기를 바라보는 사내와의 결혼 생활이 지긋지긋해졌다. 어째서 그레그가 자기 의자에만 달라붙어 있는지, 왜 집에만 오면 모든 결정을 자기에게 맡겨버리는지, 왜 함께 외출 한 번 하지 않고 함께 즐거운 일도 하지 않으려는지 도무지 이해할 수 없었다. 아내는 자기도 해볼 만한 것은 다 해봤다고 생각했다. 대화를 해보려고도 했고, 잔소리도 해보고, 소리도 질러보고, 말

없이 지내보기도 하고, 화도 내보고, 잠자리를 더 많이 가져보려고도 하고, 잠자리를 거부하기도 해보고, 애원도 해보았다. 하지만 그를 재촉할수록 그는 점점 더 멀어지려고만 했다.

알리시아는 한때는 좋기만 했던 결혼 생활이 이렇게 되어버린 데 절망했다. 그녀는 두렵고, 외롭고, 무기력해졌다. 한편 집으로 돌아올 때면 그레그는 평소보다 더 느리게 운전했다. 집으로 걸어 들어가자마자 쏟아질 질문과 요구, 화난 목소리, 그리고 이제는 매정해진 아내의 얼굴을 마주하기 전에 마지막 몇 분의 평화라도 더 즐기려는 것이었다. 최초대처자의 업무가 아무도 모르는 사이에 사랑하는 사람을 더 이상 알아보기 힘든 사람으로 쉽게 바꾸어놓을 수 있음을 두 사람 모두 깨닫지 못하고 있었다.

그레그는 마음속으로 알리시아만큼 무기력한 기분을 느끼고 있었다. 자기가 어쩌다가 이렇게 냉담한 사람이 되었는지, 자신의 결혼 생활이 어쩌다 이렇게 망가져 버렸는지조차 알 수 없었다. 어느 날 밤 알리시아는 단단히 마음먹고 부엌 탁자에 앉아 그가 집에 오기를 기다리고 있었다. 그녀는 이제 이혼하자고 말하려는 참이었다.

응급 최초대처자들을 지탱해주는 지지 기반 중 가장 간과되는 것이 있는데, 사실 이것이 가장 본질적인 기반이다. 바로 가정으로부터의 지원이다. 배우자와 가족의 이해와 보살핌 없이는 직장에서의 정서적 생존 지원도 효과가 없다. 안타깝게도 응급 최초대처자의 배우자들은 타인을 위해 자신의 삶을 헌신하는 배우자를 어떻게 보살펴야 하는지 전혀 훈련받은 바가 없다.

모든 긴밀한 인간관계에는 그 나름의 어려움이 따른다. 응급 최초대처자와 함께 사는 일은 특히나 어렵고, 다른 결혼 생활과는 다른 독특한 어려움이 따른다. 하지만 최초대처자들이 특별히 필요로 하는 것이 무엇인지, 그리고 어떻게 하면 최초대처자들의 정서적·영적 건강을 가장 효과적으로 증진할 수 있는지 이해하고 나면 가정생활이 훨씬 평화롭고 만족스러워질 수 있다. 배우자들이 최초대처자인 남편과 아내를 보살피는 법을 배우고 나면 최초대처자의 전반적 건강과 정서적 생존의 숨은 공로자가 될 수 있다. 안타깝게도 대부분의 최초대처자들은 정반대로 행동한다. 이들은 배우자를 자기 일에 끌어들이지 않으려고 한다. 업무의 추악한 면으로부터 사랑하는 사람을 보호하고 싶은 것이다.

가정으로부터의 지원과 이해가 자신의 정신건강증진과 정서적 생존에 얼마나 소중한 것인지 당사자인 최초대처자가 먼저 깨달아야 한다. 당신의 배우자가 당신이 경험하는 정신적 외상을 세세한 부분까지 모두 알 필요는 없지만, 배우자가 자기만의 방식으로 당신을 돌보고 지원할 수 있게 문을 열어주어야 한다. 대부분의 배우자들은 끔찍한 일들을 세세한 부분까지 알고 싶어 하지 않지만, 자기 남편이나 아내가 그런 일을 겪고도 괜찮은지는 분명 알고 싶어 한다. 최초대처자는 정서적으로 벽을 쌓고 배우자를 밀어내기보다 자기 삶의 반려자를 어떻게 정서적으로 끌어안아 삶에서 가장 소중한 존재로 만들 수 있는지 배울 필요가 있다.

응급 최초대처자로 일하는 반려자를 지원하는 법에 관한 최고의 책 중 하나는 엘렌 커슈만의 《내가 사랑하는 경찰》이다. 이 책은 경찰 업무에 따르는 이로움과 정서적 위험에 대해 이야기하고 있다. 이것은 다른 모든 최초대처자 직업에도 공통적으로 해당되는 내용이다. 이 책은 예측 불가능한 일정으로 인한 압박, 긴 근무시간, 외로움을 비롯해서 정신적 외상과 급성 스트레스 등의 영향을 어떻게 관리해야 하는지 다루고 있다. 커슈만은 외상 후 스트레스 장애, 자살, 우울증, 다른 정서적 문제로 이어질 수 있는 정서적·신체적·행동학적 경고신호도 함께 검토하고 있다. 이런 것들 모두 배우자가 옆에서 지켜보고 감시할 수 있는 신호들이다.

3장에서 얘기했듯이 여성 응급 최초대처자는 정서적·신체적 문제에 특히나 취약하다. 아내와 엄마로서의 역할까지 하려면 과각성 롤러코스터로부터 빠져나올 수 있는 혼자만의 시간을 내기가 정말 어렵기 때문이다. 여성 최초대처자의 남편들은 자신의 아내가 집에 돌아온 후에 긴장을 풀 시간을 마련해주는 것이 대단히 중요함을 깨달아야 한다. 짧은 시간 동안이나마 자신이 원하는 방식으로 긴장을 풀 기회를 잡지 못하면 여성 최초대처자가 겪는 생리적·정서적 동요가 극에 달할 수 있다. 그러면 자칫 남편이 감당하지 못할 수준으로 폭발하는 경우가 생긴다.

최초대처자의 아내들로부터 얻은 통찰

나는 샌디에이고 법 집행관 지원 모임의 몇몇 회원 배우자들을 만나 법 집행관의 반려자들이 구할 수 있는 자료, 혜택, 도움 등에 대해 인터뷰를 진행했다. 그리고 어떻게 하면 배우자들이 최초대처자를 가장 잘 지원하고 보살필 수 있는지에 대해서도 물어보았다. 이들의 통찰력 넘치는 조언은 남녀를 가리지 않고 다른 모든 최초대처자 직업군의 반려자들에게도 똑같이 적용 가능한 아주 유용한 것들이었다. 여기 그 답변들을 함께 모아서 소개한다.

_ 최초대처자인 배우자를 어떻게 하면 잘 지원할 수 있습니까? 그리고 부지불식간에 해롭게 작용하는 것으로는 어떤 것이 있을까요?

"스트레스 없는 집을 만들어야 해요. 긍정적인 태도를 보이고, 배우자를 중심에 두고 함께하는 시간을 즐길 수 있어야 합니다. 상대방을 이해하세요. 배우자가 필요로 하는 것이 무엇인지 귀를 기울여주세요. 그렇다고 자기에게 필요한 것이 무엇인지를 까먹으면 그것도 안 될 일이죠."

"배우자의 마음을 읽고 상대방이 대화를 필요로 할 때가 언제인지, 혼자만의 시간을 내서 자신의 감정을 다스릴 필요가 있을 때는 언제인지 아는 것이 중요합니다. 가끔은 거리를 둘 필요도 있어요. 배우자가 당신이 싫어서 그런 것이 아님을 이해해야 해요. 남편이 말도 없고 조금 거리를 두려고 할 때 보면 그게 꼭 우리 때문만은 아니더라구요. 대부분의 경우는 우리한테 얘기 꺼내기 전에 자기가 먼저 문제들을 정리해서 받아들이려고 애쓰고 있는 중이더군요. 배우자에게 혼자만의 시간을 내어주려면 분한 기분이 들기는 하지만 꼭 필요한 부분입니다. 배우자가 언제 대화를 하고 싶어 하는지 알아차리고, 그럴 때가 오면 꼭 그 옆에 있어주세요. 자기가 필요로 하는 것보다 배우자가 필요로 하는 것을 우선하는 법을 배워 두면 그만한 가치를 합니다."

"왜 말이 없느냐고 불평하면서 배우자를 억지로 대화에 끌어들이려고 하면 결혼 생활이 망가집니다. 우리 배우자들은 봉사하는 삶을 선택한 사람들이에요. 그래서 우리 아내들은 가족을 이끌 수 있는 좀 더 강하고 독립적인 여성이 될 필요가 있어요. 현실에 대해 아무리 불평해도 현실은 바뀌지 않습니다. 오히려 상황만 더 악화시키죠."

"배우자와 함께 보내는 시간이 무척 소중하다는 것을 기억하세요. 그 시간을 가치 있게 여기고 최대로 활용하세요. 당신의 소중한 시간을 배우자가 집에 없어 모든 것을 항상 혼자 해야 한다며 불평하는 데 다 쏟아붓지 마세요. 배우자도 그 사실을 알고 마찬가지로 그것에 가슴 아파하고 있습니다. 경찰관들은 일을 하다가 끔찍한 일들을 많이 봅니다. 그래서 자기가 돌아오는 집만큼은 안전하고, 평화롭고, 사랑이 넘치기를 원해요. 만약 근무를 마치고 집으로 돌아가도 불평과 말다툼만 자기를 기다린다 생각하면 배우자들은 차라리 다른 데로 가버릴 거예요."

_ 최초대처자의 배우자가 된다는 것은 어떤 것이고, 최초대처자는 보통 어떻게 변하나요?

"잔소리를 하거나 들들 볶지 말고 소통의 길을 열어두어야 합니다. 인내심을 가지려고 노력하세요. 남편은 집에 오면 어느 정도 휴식 시간이 필요합니다. 그래야 기력을 회복하고, 하루를 정리하고, 집에서 아빠와 남편으로서의 역할을 시작할 수 있습니다."

"당신을 필요로 하거나 대화를 원할 때면 언제나 당신이 옆에 있으리라는 것을 남편이 알게 해주세요. 긍정적이고, 이해심 많고, 사랑 넘치는 배우자로 옆에 있어주세요. 남편이 정서적으로 생존하고 업무에서 경험하는 일들을 처리하는 능력을 유지할 수 있게 도와줄 말 없는 파트너로서 당신은 없어서는 안 될 존재입니다. 당신의 남편이 업무를 할 때는 집중력을 잃지 않아야 한다는 사실을 명심하세요. 남편의 목숨, 그리고 다른 사람들의 안전이 거기에 달려 있기 때문입니다. 당신이 해야 할 말이 있다고 전화해서 말다툼을 하거나 집안일을 이야기하지 마세요. 일을 하는 동안에는 업무에만 집중해야 배우자가 안전합니다."

"경찰관 아내의 삶은 끊임없는 감정의 롤러코스터죠. 교대 근무, 야근, 법정 소송, 스트레스 위기 상황 사이에서 인생이 쉴 없이 흔들리니까요. 밤이나 휴일을 혼자 지내는 것 말고도 경찰관의 아내가 감당해야 할 일은 무척 많아요. 하지만 당신의 남편도 당신만큼 집에서 당신과 함께 있고 싶어 한다는 것을 명심하세요. 따로 떨어져 있다는 사실에 어느 한 사람만 가슴 아픈 것은 아니에요."

"배우자가 매일 어떤 일들과 마주하는지 이해할 수 있게 함께 순찰을 나가보세요. 남편이 제복으로 갈아입는 순간 더 예민하고, 심각해지면서 동시에 여러 가지 작업이 시작된다는 것을 알게 됩니다. 그 순간부터 남편은 활기찬 모습으로 모든 것을 결정하죠. 이렇게 10시간에서 12시간을 보내고 집으로 돌아오면 지치고, 냉담하고, 까다로운 모습이 돼서 혼자 있고 싶어 하고, 결정 내려야 할 일이 있으면 모두 다른 사람한테 맡기고 싶어 하죠. 만약 경찰관인 배우자가 당신이 받아들일 수 없는 행동을 하고 있다면 그것이 무엇인지, 배우자가 어떻게 변하고 있는지 알려주세요. 정작 본인은 그것을 모르고 있을 수도 있으니까요. 배우자가 집에 돌아왔을 때는 약간의 휴식 시간을 주세요. 그것이 꼭 필요하거든요."

_ **위기 상황 이후에는 어떻게 하면 최초대처자인 배우자를 잘 지원해줄 수 있을까요?**

"사고가 있고 난 바로 다음에는 배우자에게 집중하는 것이 그 사람을 지원해주는 일입니다. 위기 상황은 두 사람 모두에게 정신적 외상을 주지만, 자신의 두려움을 억누르고 배우자를 지원해줄 수 있다면 남편은 그 경험을 극복하고 자신이 언제든 아내에게 의지할 수 있다는 것을 알게 되죠. 하지만 이런 일이 일어났을 때 아내가 공황에 빠져버리면 남편은 이런 일을 숨기게 됩니다. 이것이 두 사람 사이를 멀어지게 만들어요."

"경찰관들은 배우자가 불필요한 걱정을 하도록 만들고 싶지 않아서 험악한 사건들로부터 배우자를 보호하려 합니다. 하지만 이것이 오히려 장벽을 만들어 결국에는 결혼 생활이 차츰 파탄이 나고 말죠. 남편이 의지할 수 있는 강한 사람이 되어야 합니다. 당신이 무엇이든 대처할 수 있다는 것을 남편에게 보여주세요. 업무를 하는 동안 남편은 어떤 일이 일어나도 대처할 수 있어야 합니다. 하지만 집에서는 당신이 남편에게 쉴 공간을 마련해줄 수 있습니다. 집에 오면 자기를 판단하려 하지 않고, 비난하지도 않고, 변화를 강요하지도 않으면서 자기를 보살펴줄 누군가가 기다리고 있음을 보여주세요."

"장기적 지원이란 곧 위기 상황, 그리고 그 위기 상황이 남편에게 미친 영향을 기억한다는 의미입니다. 시간이 지나면 신문에는 더이상 그 사고에 대한 이야기가 나오지 않죠. 소송이 일어났다고 해도 시간이 흐르면 잠잠해집니다. 그리고 동료들은 그런 사건이 일어났었다는 사실조차 잊어버리게 되죠. 하지만 남편은 제복을 입을 때마다 매일 그 일이 머릿속에 떠오를 겁니다. 그 위기 상황은 남편의 일부가 되어버리고, 결국 그 사건으로 인해 남편은 어떤 식으로든 영구적인 변화를 겪게 됩니다."

"왜 아직도 그 일을 떨쳐버리지 못하느냐는 암시를 주어서는 절대 안 됩니다. 어떤 정신적 외상은 절대로 사라지지 않아요. 경찰들은 어떻게 해야 정신적 외상 사건을 적절한 관점에서 바라볼 수 있는지 알지 못할 때가 많죠. 배우자가 인내심과 이해하는 마음을 가지고 연민 어린 시선으로 바라보는 것이 중요한 이유가 바로 이 때문입니다."

구조대의 SOS

_ 배우자에게 당신이 변하고 있다고 말해줘야 할까요? 그렇다면 어떤 식으로 해야 협조적인 반응을 이끌어낼 수 있을까요?

"네, 얘기해야죠. 소통은 중요하니까요. 배우자가 변하고 있다면 그 부분에 주의를 기울이게 해주는 것이 바로 아내가 할 일이에요. 남편이 얘기를 꺼내지 않은 어떤 일이 일어나고 있는지도 모릅니다. 상황이 어떻게 돌아가고 있는지 예민하게 지켜보아야 합니다. 적절한 때와 장소를 골라 솔직하게 접근하세요. 당신이 배우자를 비난하려는 것이 아니라 도우려 하고 있음을 분명히 보여주세요. 상황이 감당할 수 없는 지경이 되면 겁내지 말고 도움을 요청하세요. 법 집행관의 가족들은 자기네 가족이 힘들어하고 있다는 사실을 인정하길 부끄러워하는 경우가 많습니다. 다른 사람에게 나약한 모습으로 비쳐질까봐 두려워하죠. 이런 태도를 고쳐야 해요. 그래야 우리가 서로를 재단하려 하는 대신 서로를 지지할 수 있으니까요."

"가끔은 남편이 스스로 결론에 도달할 수 있게 지켜봐 주는 것도 중요합니다. 예를 들어 저는 가끔 이런 식으로 물어봐요. '당신 마지막으로 ○○하고 만나거나 이야기를 나누어본 것이 언제였죠?' 이런 식으로 경찰관 동료가 아닌 다른 친구의 이름을 붙여서 물어보죠. 이런 식으로 물어보면 남편은 잔소리로 듣지 않게 되고, 자기가 생각해봐도 그 친구를 만나본 지 오래됐다고 느끼게 되죠. 그럼 저는 남편의 말에 맞장구치면서 그 친구와의 좋은 추억을 끄집어내거나, 그 사람하고 같이 보냈던 시간이 좋지 않았느냐고 하면서 부추겨주죠. 사람이 변했다고 불평하면서 예전의 모습으로 돌아오라고 윽박을 질러대면 소통의 문이 모두 닫히고 말아요."

"만약 변화가 파괴적인 양상으로 일어나고 있다면 솔직하게 있는 그대로 말해줘야 해요. 그런 경우에는 솔직하고 직접적으로 얘기해서 파괴적이거나 부적절한 행동이 이어지지 않게 해야 합니다. 맞아요. 남편의 업무는 끔찍할 정도로 고되고 스트레스도 많은 일입니다. 하지만 그렇다고 해서 당신을 무례하게 대해도 좋다는 권리가 주어지는 것은 아니잖아요."

_   **자신의 영혼을 어떻게 보살피고, 정서적·영적 건강은 어떻게 유지하십니까? 자기가 먼저 건강해야 최초대처자인 배우자도 잘 돌볼 수 있을 테니까요.**

"자신을 행복하게 만들 수 있는 사람은 자기 자신임을 명심해야 합니다. 결국 자기 행복은 자기 책임이니까요. 특히 경찰관과 결혼했을 경우에는 말이죠. 결혼 생활을 하다 보면 남편한테 바람도 숱하게 맞고 실망도 여러 차례 하게 되지만, 배우자가 개인적으로 감정이 있어서 혹은 일부러 그렇게 한 적은 한 번도 없습니다. 배우자의 직업상 어쩔 수 없이 일어나는 일일 뿐이죠. 항상 긍정적인 부분에 초점을 맞추려고 노력하세요. 나쁜 일보다는 좋은 일에요."

"배우자 지원 모임에 참여하거나 아니면 직접 모임을 만들어보라고 꼭 추천하고 싶습니다. 케빈 길마틴의 《법 집행인을 위한 정서적 생존법》과 엘렌 커슈만의 《내가 사랑하는 경찰》도 필독을 권합니다."

"자신감과 독립성은 건강한 사람이라면 누구에게나 중요하지만 경찰관의 아내에게는 특히나 도움이 되는 자질이죠. 항상 남편 곁에 꼭 붙어 있어야 할 것 같은 기분이 들고, 무슨 일을 할 때마다 남편의 승인이 필요하다는 생각이 들면 정말 어려워져요. 좋아하는 일이나 취미를 찾아내서 자신을 항상 바쁘게 만드는 것이 중요합니다. 그리고 배우자가 없다고 아무데도 가지 않는 것보다는 혼자라도 행사에 참가해서 친구나 가족들과 어울리는 것이 좋습니다."

_ 배우자 지원 모임을 시작하는 법과 그것을 해야 하는 이유는 무엇인가요?

"배우자 지원 모임에 참가하는 것이 결혼 생활을 구원해줄 수도 있습니다. 남편이 곁에 없는 상황에 대처하려고 친구, 가족, 교회 같은 데 의지하는 경찰관의 아내가 많습니다. 이런 모임도 도움이 되기는 하지만 그래도 배우자 지원 모임만 못해요. 자신과 비슷한 상황에 있는 사람들과 대화할 수 있다는 것이 얼마나 소중한 일인지 몰라요. 자신과 똑같은 문제로 실망을 겪어본 사람들이니까요. 크리스마스 파티를 12월 27일에 하는 기분을 이해할 사람이 얼마나 되겠어요?"

"배우자 지원 모임에 나가면 아내이자, 엄마이자, 한 명의 여자로서 자기가 처한 상황을 이해하고 성장하는 데 도움이 될 경험과 아이디어를 함께 나눌 수 있습니다. 그러면 자기가 혼자가 아니라는 것을 알게 되고, 상황을 헤쳐나가는 데 도움이 되죠. 우리는 더욱 열심히 일하고, 배우자를 뒷받침해주자고 서로에게 동기를 불어넣어 줍니다. 그리고 이 모임은 일종의 스트레스 배출구 역할도 해줘요. 남편에게 부담을 주고 결혼 생활과 가족에 불필요한 긴장감을 불어넣지 않고도 실망과 좌절감을 떨쳐낼 수 있게 해주죠."

"배우자 지원 모임을 만드는 일은 공동의 목표를 가진 사람들을 모으는 데서 시작합니다. 그러면 동료나 경찰 협회, 경찰 행정부 사람들의 입을 통해 소문이 퍼집니다. 지원 모임은 개인 페이스북이나 이메일 등의 소셜 네트워크를 통하거나 한 달마다 모임이나 행사를 만들어 연락을 유지할 수 있습니다. 정기 모임이 무척 중요합니다. 그래야 연락을 유지하고 모든 회원에게 지원을 제공할 수 있으니까요. 인터넷에서 비슷한 모임을 찾아서 연락해보는 것도 좋은 방법입니다. 이미 활동하고 있는 모임에서는 당신의 의문점에 대부분 해답을 줄 수 있고, 지원 모임을 만드는 과정도 도와줄 수 있죠."

"핵심 멤버들이 구성되고 나면 어떤 일을 하고 싶고, 또 어떻게 할 것인지 결정하세요. 웹사이트 구축이나 해당 지역 경찰서와의 연락, 혹은 이메일을 통해 개인적인 문제에 관해 비밀리에 조언을 구할 수 있는 배우자 멘토 모임 구성 등 모임 안에서 구체적인 업무를 배분해서 진행할 수도 있습니다. 위기 상황 담당자를 정해서 위기 상황이 일어났을 때 모임 사람들이 언론으로부터 틀린 정보를 얻지 않도록 올바른 정보 제공을 담당하게 할 수도 있습니다. 그 외에 훈련 행사 담당, 자료 수집 담당, 사교 행사 및 모임 담당 등 여러 가지 역할을 분담할 수 있습니다."

지원을 아끼지 않는 배우자는 대단히 소중한 존재다. 배우자와 관계가 멀어지지 않도록 최선을 다하는 것은 최초대처자로서 당신의 의무이자 책임이다. 배우자의 존재를 절대로 당연한 것이라 여기지 않는 것, 응급 최초대처자의 배우자로 살아간다는 것이 얼마나 힘든 일인지 잊지 않는 것 등도 모두 이런 책임에 속한다. 결혼 생활의 중심을 자기 자신, 그리고 업무 때문에 필요해지는 것에만 두어서는 안 된다. 결혼 생활의 중심은 당신이 먼저 배우자를 사랑하고 지원해서 당신의 배우자 역시 당신을 위해 곁에 머물 수 있게 하는 것이다.

최초대처자의 배우자들은 공포와 불안이 심해지다가 결국 급성 스트레스와 심지어 외상 후 스트레스 장애의 증상을 나타내기도 한다. 두려움으로 인해 정서적 고통을 겪다 보면 최초대처자인 자기의 배우자를 돌보고 지원하는 능력이 위태로워질 수 있고, 심지어는 정상적인 기능조차 힘들어질 수 있다.

최초대처자가 정신적 외상을 겪을 때는 그들의 배우자들도 자기만의 스트레스 증상이 생길 수 있다. 이를테면 수면장애, 심각한 불안이나 두려움, 슬픔, 집중력 저하, 주체할 수 없는 울음, 심각한 분리 불안, 과도한 생각, 과각성, 극단적 기분 변화, 상황을 전혀 통제할 수 없을 듯한 기분, 감정의 롤러코스터를 타는 기분, 불행이 닥칠 것 같은 기분 등이다. 배우자들은 최초대처자인 배우자를 걱정시키고 싶지 않아서 이런 기분을 억누르는 경향이 있다. 하지만 자신의 정서적 고통을 숨기고 있다 보면 더욱 심각한 2차 외상 후 증후군(secondary PTSD) 증상을 나타낼 수도 있다.

이 책 전반에서 설명하고 있는 원칙들은 위기 상황을 겪었거나 업무로 인해 급성 스트레스와 정신적 외상으로 고통받고 있는 최초대처자의 배우자들에게도 똑같이 효과적이다. 책에 나온 원칙을 적용해서 자신의 영혼을 보호하고, 돌보고, 지탱하는 것이 배우자들에게도 대단히 큰 도움이 될 수 있다. 최초대처자의 배우자는 자기 자신을 소홀히 하지 말고 자신의 영혼도 지탱하고 돌보기 위해 노력해야 한다. 배우자들은 강하고 독립적인 사람이 되려고 애쓰면서 이기심을 버리고 최초대처자를 지지하고 돌보려 할 때가 많다. 이들은 자기 배우자를 화나게 만들거나 걱정하게 만드는 일은 절대로 하지 않으려고 한다. 하지만 그 과정에서 자기에게 필요한 것이 무엇인지 놓치고, 오히려 자신의 내면이 고통받을 때가 많다. 자신을 소홀히 대하고 말없이 혼자 끙끙 앓고 있으면 결코 자신의 최초대처자 배우자를 제대로 도울 수 없다.

배우자들은 최초대처자인 자신의 배우자와 함께 자신의 감정과 두려움을 함께 공유할 수 있는 시간을 마련해야 한다. 최초대처자도 자신의 배우자가 어떤 일을 겪고 있는지 귀 기울여 듣는 것이 중요하다. 그래야 자신의 업무가 가족에게 미치고 있는 영향을 간과하지 않기 때문이다. 정신적 외상을 전문으로 다루는 심리치료사와 대화하거나 배우자 지원 모임에 가서 함께 이야기를 나누는 것도 배우자들에게 대단히 큰 도움이 된다. 배우자들은 자기만 유별나게 두려움, 불안, 정서적 고통을 느끼는 것이 아님을 알 필요가 있다. 그리고 효과적인 대처 방법을 개발한 사람들로부터 그런 방법을 배울 수도 있을 것이다.

의미 있는 인간관계를 개선하기 위한 자각 질문

:: 당신은 어떤 방식으로 결혼 생활을 더욱 돈독히 하고 뒷받침합니까? 당신이 하는 말과 행동 중 어떤 것이 이런 관계에 부정적이고 유해하게 작용하고 있습니까?

:: 이것은 당신과 배우자가 정기적으로 스스로에게 물어보아야 할 아주 진지한 질문이다. 그래야 두 사람의 인간관계를 돈독하게 해줄 일들을 할 수 있다. 자신이 무엇을 하고 있는지, 혹은 무엇을 하지 않고 있는지, 그리고 인간관계를 개선할 수 있는 방법은 무엇인지 인식하는 것이 중요하다. 그렇지 않으면 자신의 업무가 가장 소중한 인간관계에 어떻게 해악을 미치고 있는지 알지도 이해하지도 못한 채 시간만 흘려보내고 있을 가능성이 높다.

:: 당신의 배우자가 당신을 보살피고 지탱할 든든한 기둥이 될 수 있게 해줄 효과적인 방법은 무엇입니까?

:: 배우자는 자신이 우리의 삶과 일, 건강의 일부라는 느낌을 받을 수 있어야 한다. 자신에게 도움이 되는 것이 어떤 것인지 배우자에게 말해주고, 배우자가 자기만의 방식으로 당신을 돌보고 지지할 수 있게 해주어야 한다. 당신이 내면에서 어떤 일을 겪고 있을 때 그 사실을 알려주자. 세세한 부분까지 모두 알려줄 필요는 없다. 하지만 배우자는 당신의 상

태가 어떤지, 자기가 당신을 위해 할 수 있는 일이 무엇인지 알아야 하고, 또 알 자격이 있다. 배우자와 함께 공유하고 자신을 배우자에게 표현하자. 그래야 배우자도 당신을 돕고 보살필 수 있다.

9장
나는 이렇게 살아남았다

팀 퍼디 경관의 생존기

사람에게서 다른 것은 모두 빼앗아가도
단 한 가지 결코 빼앗지 못하는 것이 있다.
바로 인간의 마지막 자유다.
주어진 어떤 환경에서도 자신의 태도를 선택할 수 있는 자유,
자기만의 방식을 선택할 자유 말이다.
_ 빅터 프랭클

::

예전에는 우리 경찰서의 경찰관들이 위기 상황에 연루되어도 자기가 다 알아서 극복해야 했다. 도움을 구할 정신건강증진 프로그램이나 동료지원팀 같은 것이 존재하질 않았기 때문이다. 위기 상황 스트레스 관리 수행 보고 프로그램도 없었다. 사실상 경찰관이 정신적 외상을 극복할 수 있도록 돕는 시스템이 전무했다. 경찰관이 그런 사건들을 스스로 잘 극복하는 경우도 있었지만 대개는 어쩔 줄 몰라 혼자 버둥거리는 경우가 많았다. 위기 상황에 대비하고 그 영향을 완화시키는 방법을 훈련받지 못한 경찰관들은 혼자 고통 속에 방치되었고, 그저 스스로 잘 극복하기를 바랄 수밖에 없었다.

경찰서에서 BeSTOW 철학을 도입한 지 1년이 넘은 후에 팀 퍼디 경관은 생사가 걸린 상황에 휘말렸다. 그가 겪은 상황은 BeSTOW 철학의 효과를 검증할 수 있는 완벽한 시험장이 되어주었다. 과연 우리 경찰서가 조금이라도 바뀌었을까? 퍼디 경관은 동료와 상관들이 취한 행동이 적극적인 정신건강증진 프로그램, BeSTOW 철학과 함께 어우러져 자신의 직업, 결혼, 그리고 잠재적으로는 목숨까지도 구원할 수 있었다고 설명한다.

2011년 8월 19일. 다시 후덥지근한 금요일 밤이 찾아왔습니다. 저는 순찰을 돌고 있었죠. 여섯 명의 경찰관과 경사 한 명으로 구성된 근무조가 각자 자기 차를 타고 순찰을 돌았고, 상황은 순조로웠습니다. 그런데 자정이 막 지났을 때 호출이 왔습니다. 한 사내가 총을 들고 거주 지역의 길가를 따라 걷고 있다는 보고가 들어왔습니다. 지령 요원의 목소리를 들어보니 아무래도 평범한 호출은 아니구나 하는 느낌이 들었죠. 무언가 심상치 않다는 생각이 들었습니다.

그 장소로 차를 몰고 가면서 다른 팀과 접근 방향을 조정하고 있는데 지령요원이 총을 든 사내에 대해 계속해서 911 신고가 들어오고 있다고 알려왔습니다. 무선통신 하던 여성 지령요원의 목소리에 담겨 있던 두려움을 아직도 생생히 기억합니다. "신고가 계속해서 들어오고 있습니다. 사내는 소총을 들고 있고, 길 한가운데로 걷고 있다고 합니다." 우리는 아무 일도 일어난 적이 없었던 아주 조용한 주택가 도로로 향했습니다. 지령요원의 떨리는 목소리는 우리가 곧 마주하게 될 두려운 상황을 예언하고 있었습니다. "용의자는 가석방자로, 방금 전에 자기 아내와 자녀들을 죽이겠다고 위협했습니다."

이 호출이 같은 경찰관인 제 동생과 저를 비롯해서 여기에 관련된 모든 사람의 목숨을 심각하게 위협할 수도 있겠다는 생각이 들었습니다. 제 심장이 그렇게 빨리 뛸 수 있는지 몰랐습니다. 용의자가 마지막으로 목격된 장소에서 한 블록 정도 떨어진 곳에 도착한 저는 정신을 집중하면서 호흡을 가다듬었습니다. 동료 경찰관들과 저는 한데 모여서 신속하게 대화를 나누고 계획을 짰습니다. 그런 다음 용의자가 마지막으로 목격된 어두운 곳을 향해 걸어갔습니다. 주차되어 있는 차들을 은폐물 삼아 대단히 조심스럽게 접근했죠. 그곳으로 가까이 다가설수록 심장박동이 더 빨라지는 것을 느낄 수 있었습니다. 우리가 살인자의 목표 대상이 될지 알 수 없는 상황이었죠.

우리는 모든 곳을 샅샅이 뒤지며 혹시나 소총을 든 사내의 위치를 알려줄 어떤 소리가 나지 않을까 귀를 기울이고 있었습니다. 이상할 정도로 고요했죠. 비명 소리도, 고함 소리도 없이 그저 침묵과 어둠만 깔려 있었습니다. 용의자가 우리를 기습 공격하려고 어둠 속에 몸을 숨기고 있는 것은 아닐까? 이미 자기 가족을 모두 죽인 것은 아닐까?

어두운 곳을 향해 계속 접근하고 있는데 갑자기 고요함을 뚫고 한 사내의 고함 소리가 들렸습니다. 저는 두 손으로 총을 움켜쥐고 길 한가운데를 향해 걸었고, 저와 정반대편에 있던 제 파트너와 친구들은 길 양쪽으로 주차된 차 뒤로 몸을 숨기고 조용히 접근했습니다. 어둑한 가로등 하나가 우리 바로 앞에 있는 작은 영역을 비추고 있었고, 그 아래로 소리를 지르며 서 있는 한 사내가 보였습니다. 그 사람이 손에 무언가를 들고 있다는 것은 바로 알아차릴 수 있었지만, 그것이 무엇인지는 보이지 않았습니다. 저는 용의자를 향해 2초 정도 손전등을 비췄고, 그가 총구를 땅으로 향한 채 왼손에 산탄총을 들고 있다는 것을 확인할 수 있었죠.

누군가가 소리쳤습니다. "용의자가 총을 갖고 있다! 몸을 피해라!" 용의자가 제 앞 6미터 정도의 거리에 있는 것이 보였습니다(나중에 확인하니 대략 7.5미터 정도의 거리였지만, 당시에는 훨씬 가깝게 느껴졌습니다). 용의자는 계속해서 고함을 치고 있었지만 말을 알아들을 수가 없더군요. 제가 소리치기 시작했습니다. "경찰이다! 총을 버려라!" 그리고 용의자가 순순히 말을 따르기를 기도했습니다. 동료 경찰관들과 제가 용의자에게 총을 내려놓으라고 계속 고함치고 있을 때, 이웃사람 하나가 자기 집 앞쪽 테라스에 나와 서 있는 것이 보였습니다. 그 이웃은 용의자를 부르며 그를 진정시키려 하고 있었죠. 나중에 안 사실인데 두 사람은 서로 아는 사이였습니다. 그 순간 모든 상황이 바뀌었습니다.

모든 것이 아직도 머릿속에 생생합니다. 우리는 용의자가 자기 가족을 죽이거나 심각한 부상을 입혔는지 알지 못하는 상태에서 계속해서 총을 내려놓으라고 고함을 질렀습니다. 우리는 어서 용의자를 제압하고 그 가족에게 가야 했습니다. 그 순간에도 가족은 천천히 죽어가고 있거나, 이미 죽어 있을지도 모를 일이었으니까요.

갑자기 용의자가 제 파트너들을 향해 몸을 돌렸습니다. 당시 용의자는 제가 있는 위치를 몰랐던 것 같습니다. 하지만 저의 제일 친한 친구 두 명의 위치는 분명 알고 있었죠. 동료들은 주차된 차 뒤로 몸을 숨기고 있었습니다. 그런데 용의자가 오른손으로 산탄총을 들어 총구를 하늘로 향하더군요. 그 다음 들려온 소리를 기억하면 아직까지도 소름이 돋습니다. 산탄총 약실에 총알을 장전하는 소리였죠. 총을 쏠 준비를 하고 있던 겁니다. 총알 장전하는 소리가 그렇게 크게 들려본 적이 없었습니다. 그 소리가 마치 동네 전체에 쩌렁쩌렁 울려 퍼지는 듯했어요.

눈앞에서 일어나는 일을 믿을 수 없더군요. 왜 이 사람은 우리 말을 듣지 않는 것일까? 저는 용의자에게 계속해서 총을 내려놓으라고 고함질렀지만 용의자는 총을 내려놓는 대신 제 동료들을 향해 총을 조준했습니다. 제가 경험해본 순간 중 가장 두려운 순간이었습니다.

파트너가 목숨을 잃게 될까 두려워진 저는 용의자를 향해 권총을 발사했습니다. 총구에서 뿜어져 나오던 불꽃이 아직도 눈에 생생합니다. 총을 발포하는 순간부터 모든 것이 느려졌습니다. 마치 모든 일이 슬로우 모션으로 일어나는 것 같았어요. 용의자의 몸이 바닥으로 쓰러지기 시작하는 것이 보였습니다. 제 파트너들이 발사한 총알이 몇 발 더 용의자의 몸에 날아가 박혔습니다. 이것 역시 슬로우 모션으로 일어났죠. 우리 모두가 거의 동시에 발포했습니다. 어찌나 소리가 컸던지 목격자들이 자기 집에서 지령요원들과 계속 통화하는 동안에 911 녹음테이프에 총소리가 기록될 정도였습니다. 하지만 제 귀에는 그 어떤 총소리도 들리지 않았습니다. 매 순간이 저에게는 현실이 아닌 듯 느껴졌습니다. 하지만 용의자가 쓰러지고 난 후 몇 초 동안의 일은 제 마음속에 평생 남아 있게 될 것이었습니다.

몇 초 후에 주위를 살펴보니 제 파트너 두 명이 보이더군요. 두 사람에게 괜찮으냐고 소리 질렀습니다. 두 사람 모두 괜찮다고 대답하더군요. 몇 초가 더 흐르고 난 후에 모든 파트너들이 안전하다는 것을 확인할 수 있었습니다. 저는 총을 발포했고, 용의자가 쓰러졌다고 무선통신을 했습니다. 저는 다시 정신을 차려야 했습니다. 용의자를 수감해야 한다는 것을 알고 있었으니까요. 하지만 용의자가 아직도 위협을 가할 수 있는 상태인지 확신이 서지 않았습니다. 우리 모두는 은폐물 뒤에서 통신을 하기 시작했습니다. 그리고 쓰러진 용의자를 향해 움직이기 시작했죠.

용의자는 총을 맞은 후에 산탄총을 떨어뜨렸고, 총은 아직 그의 발치에 있었습니다. 제가 제일 먼저 용의자에게 접근했고, 다른 경찰들은 산탄총을 발로 차서 용의자로부터 떨어뜨렸습니다. 용의자의 얼굴이 아직까지 너무도 생생합니다. 눈을 크게 뜨고 있었지만 눈동자가 뒤집혀서 거의 흰자위만 보였습니다. 피가 온몸을 뒤덮었고, 바닥에 점점 더 많이 고이고 있었습니다. 그 장면이 오랫동안 제 머릿속에 계속해서 떠오르더군요.

최초대처자는 사건 현장에서 피를 보면 자동적으로 장갑을 낍니다. 그런데 제가 용의자의 몸을 건드리기 전에 왜 장갑을 끼지 않았는지는 정말 알다가도 모를 일입니다. 이유는 설명할 수 없지만 저는 절차를 따르지 않았습니다. 저는 용의자의 팔을 잡아당겨 옆으로 뉘었습니다. 그 사람의 팔에 온통 피가 묻어 미끄럽고 끈적였던 것이 기억납니다. 온통 피투성이였습니다. 용의자를 옆으로 누이는데 그 사람이 마지막으로 약간의 숨을 내뱉는 소리가 들렸고, 그 바람에 제 팔에 피가 튀었습니다. 그 사람의 몸을 뒤집으려니 손으로 등을 받쳐야 했습니다. 그리고 배 쪽을 밀기 시작했는데 피가 나는 상처 구멍으로 제 손이 쑥 들어가는 것이 느껴졌습니다. 수갑을 채우려고 하는데 피 때문에 미끄러워서 팔을 잡은 손이 자꾸 미끄러졌습니다. 내가 이 일을 할 수밖에 없게 만든 용의자에게 화가 났던 것이 기억납니다. 하지만 그래도 임무를 계속 수행했죠. 전에는 죽은 사람을 만져본 적이 한 번도 없었습니다. 게다가 제가 방금 총을 쏘아 죽은 사람이기까지 했죠.

용의자에게 수갑을 채우고 응급처치를 했습니다. 그가 죽었다는 것은 저도 알았습니다. 하지만 그것이 끝이 아니라는 것도 알고 있었죠. 용의자의 가족을 찾아야 했습니다. 무슨 일이 일어났는지, 다른 다친 사람은 없는지 알아내야 했죠. 용의자의 아내나 자녀가 아직 살아 있기는 한지, 살아 있다면 총격 장면을 목격하고 우리에게 보복을 하려 들지 알 수 없었죠. 여러 생각이 머리를 스쳐갔습니다. 다른 용의자가 있을지도 모를 일이었죠. 마음을 추스르고 계속 임무를 수행해야 했습니다.

나는 파트너 한 사람의 팔을 붙잡고서 경사에게 우리 둘이 가서 무슨 일이 일어났는지 알아보고 신고자의 주택을 확인해보겠다고 했습니다. 그 점에 대해서는 망설임이 없었습니다. 가족을 찾아내서 모두가 안전한지 확인할 때까지는 임무 수행을 멈출 생각이 없었죠. 근처에 있는 용의자의 집에 접근하다가 한 여성의 비명 소리를 들었습니다. 그 여성이 집에서 뛰쳐나와 팔을 벌리고 나를 향해 곧장 달려오는 것이 보였습니다. 이 여성이 산탄총을 든 용의자를 처음으로 목격한 사람 중 하나라는 것은 나중에 알게 됐습니다. 나는 여성이 눈물을 흘리는 것을 보고 경찰이라는 신분을 밝혔습니다. 그 여성은 계속 비명을 지르며 곧장 내게로 왔습니다. "그 남자 총을 갖고 있어요! 아이들은 어디에 있죠?" 나는 그 여성에게 용의자 가족의 집을 물어보았고, 여성은 바로 길 건너편에 있다고 말해주었습니다. 제가 마지막으로 기억하는 그 여성의 말은 이랬습니다. "맙소사, 아이들은 어디 있는 거야?" 나는 분명 피가 낭자한 소름 끼치는 죽음의 현장에 발을 딛게 되겠구나 생각했죠.

저는 그 여성에게 다시 집에 들어가서 나오지 말라고 했습니다. 그러고는 방향을 돌려 길 건너편 용의자의 집을 바라보았습니다. 정문이 열려 있고 등이 몇 개 켜져 있었지만 안쪽은 완전히 고요했습니다. 섬뜩할 정도로 고요했죠. 저는 용의자의 가족 전체가 죽어 있는 것 같다고 생각했습니다. 아직 할 일이 남아 있다는 것을 알기에 저는 다시 마음을 굳게 먹었습니다. 용의자의 집을 확인하려고 하니 도와줄 경찰관이 한 사람 더 필요하다고 무선통신으로 알렸죠. 모두 세 명이 집으로 들어갔습니다. 방을 하나하나 확인할 때마다 마음을 굳게 먹어야 했죠. 일가족이 총에 맞아 사망한 장면을 마주하리라 생각했으니까요. 하지만 그렇지 않았습니다. 집은 텅 비어 있었죠.

집에서 나오니 누군가 이렇게 얘기하는 것이 들렸습니다. "경찰관님, 가족은 우리 집에 있습니다." 용의자의 이웃이었습니다. 용의자가 산탄총을 들고 밖으로 걸어 나오자마자 가족들이 이웃집으로 달아난 것이죠. 이웃이 말하길 용의자의 아내는 자기 집 거실에 있고, 두 아이는 뒤쪽 침실에 잠들어 있다고 했습니다. 적어도 아이들은 우리가 자기 아빠를 죽이는 모습을 보지 않았더군요.

그 집 정문을 향해 걸어가는 동안 말라서 끈적하게 손에 달라붙어 있는 피가 느껴졌습니다. 안으로 들어가니 용의자의 아내가 소파에 앉아 있었습니다. 그녀에게 제 손을 보여주고 싶지 않아서 손을 옆구리 아래쪽에 갖다 대고 이렇게 물었죠. "다치신 곳은 없습니까?" 용의자의 아내가 저를 보며 말했습니다. "저는 괜찮아요. 남편이 미쳤어요." 저는 아이들이 어디 있는지 묻고, 아이들이 괜찮은지 확인하고 싶다고 말했습니다. 그녀는 아이들이 복도 끝 방에서 자고 있다고 했습니다. 그 침실을 향해 달려갔던 것이 기억납니다. 저는 두 눈으로 아이들을 확인해야만 했습니다.

문손잡이를 돌리는데 제 손이 완전히 피범벅이더군요. 손잡이가 아주 끔찍하게 더럽혀졌습니다. 문을 열고 보니 작은 아이 두 명이 침대에서 자고 있더군요. 다시 뒤로 돌아 방에서 나오는데 남동생과 자고 있던 꼬마 여자아이가 깨서 일어나 앉았습니다. 그리고 순진무구한 예쁜 얼굴로 이렇게 말하더군요. "안녕하세요." 그래서 저도 "안녕." 하고 대답해주었죠. 그 여자아이가 물었습니다. "우리 아빠 어디 있어요?" 아빠에 대해 물으며 저를 물끄러미 바라보던 예쁜 눈동자가 아직도 생생하게 기억납니다. 그 아빠는 방금 제 손에 죽었는데 말이죠. 뭐라고 해야 할지 알 수 없었습니다. 그 순간에 든 기분은 경찰이 되기 전에는 한 번도 경험해보지 못한 것이었어요. 방금 전에 무슨 일이 일어났는지 알지 못하는 꼬마 여자아이가 저에게 자기 아빠에 대해 묻고 있던 겁니다. 제가 무슨 말을 할 수 있었을까요? 저는 아빠의 피가 묻은 손을 숨긴 채 침대 옆으로 걸어갔습니다. 그리고 모든 것이 괜찮아질 거라고 말해줬죠. "다 괜찮으니까, 그냥 다시 자렴." 여자아이가 나를 보고 웃으며 다시 침대에 누워 팔로 남동생을 끌어안던 모습이 아직도 생생합니다. 나는 침실 문을 닫고 다시 거실로 돌아왔습니다.

　손에서 끈적한 피가 느껴졌습니다. 권총과 손전등에도 피가 보였죠. 이곳저곳에 피가 묻어 있었습니다. 무전기로 얘기를 하는데 거기서도 피가 느껴졌습니다. 하지만 저는 계속 제 목표만 생각했고, 계속해서 임무를 수행했죠. 저는 다시 거실에 있던 용의자의 아내에게 말을 걸었습니다. 그녀는 울고 있지는 않았지만 겁을 먹고 있는 것은 분명했습니다. 그녀에게 제 손을 보여주려고 하지 않았지만, 안타깝게도 그녀의 눈에 띄고 말았습니다. 저를 보자마자 그녀의 입에서 튀어나온 첫마디는 이랬습니다. "누가 다쳤나요? 손에 피가 묻었어요." 다시 한 번 저는 재빨리 머리를 굴려서 누군가 다치기는 했는데 얼마나 심각하게 다쳤는지는 모르겠다고 대답해야만 했습니다.

이즈음 되니 빨리 이 집을 빠져나가야겠다는 생각이 들었습니다. 용의자의 아내와 얘기하다 보니 심장박동이 더 빨라졌죠. 저는 그녀가 아무 데도 다치지 않은 것을 다시 확인하고, 계속 집 안에 머물라고 말했습니다. 다른 경찰이 곧 다시 찾아올 거라고 말이죠. 하지만 저는 그 집을 신속하게 빠져나올 수 없었습니다. 심장이 두 개로 쪼개지는 것 같았거든요. 그 전에 가슴이 그렇게 아파본 적이 없었고, 그 이후로도 없었습니다.

저는 총격 현장으로 돌아와 경사에게 제가 알아낸 사실들을 보고했습니다. 가로등에서 나온 빛이 용의자의 시신 주변에 고인 피를 계속해서 내리비추고 있더군요. 총알이 관통한 부위에서는 내장이 드러나 있었습니다.

얼마 지나지 않아 제 지휘 계통 사람들이 현장에 도착하기 시작했습니다. 경찰서의 정신건강증진 프로그램이 거의 사건이 시작되자마자 작동하기 시작했더군요. 결과적으로 이것이 저와 제 아내에게 얼마나 큰 의미가 될지 그때 저는 까맣게 모르고 있었습니다. 경찰서장님부터 경감님, 경위님, 그리고 나머지 사람에 이르기까지 모두가 제 파트너와 저의 정신건강을 가장 염려하고 있다는 것이 분명하게 보이더군요. 그날 밤뿐만 아니라 이후로 몇 달 동안 그들이 하는 모든 일에서 우리에 대한 배려가 느껴졌습니다. 당시 저는 겁을 먹고 있었습니다. 앞으로 저에게 어떤 일이 일어날지 전혀 예상할 수 없었죠. 하지만 이 사람들이 제 곁을 지켜주리라는 것만큼은 그 자리에서 바로 느낄 수 있었습니다.

다른 곳으로 자리를 옮기는데 용의자의 시신 곁을 지나쳐야 했습

9장 나는 이렇게 살아남았다

니다. 걸어가면서 시신을 한 번 더 바라봤던 것이 기억납니다. 여전히 눈을 뜨고 있었고, 벌린 입에서 피가 흘러나오고 있었습니다. 그가 죽었다는 것을 분명하게 알 수 있었죠. 그제가 되어서야 저는 마침내 모든 것이 끝났음을 알 수 있었습니다. 어깨를 누르고 있던 엄청난 부담감이 떨어져 나가는 것이 느껴졌고, 마치 마라톤이라도 달린 것처럼 몸이 쑤시기 시작했습니다. 마침내 우리 모두가 안전하다는 것을 알게 된 것이죠.

계속 걷는데, 땀이 나기 시작했습니다. 그리고 갑자기 숨이 찼습니다. 거의 땅바닥에 주저앉을 것 같은 기분이 들었지만, 그래도 간신히 버티고 서 있었습니다. 경위님이 제 팔을 붙잡고 괜찮으냐고 묻더군요. 저는 이렇게 대답했습니다. "아니요, 괜찮지 않습니다. 제게 무슨 일이 일어나고 있는지는 모르겠지만, 어쨌거나 괜찮지는 않습니다." 저는 모르고 있었지만 제게 심각한 공황 발작이 일어났던 것이었습니다. 저는 제게 무슨 일이 벌어지고 있는지 알지 못했고 이상한 기분이 들어서 겁이 났습니다.

다행히 지휘부와 경찰서 전체가 나서서 우리 모두를 보살피기 시작했습니다. 경위님은 이렇게 물었죠. "내 차로 같이 갈 텐가?" 경찰서까지 차를 타고 가야 하는데 자기하고 같이 타고 가겠느냐고 물어봐 주는 것만으로도 저에게는 아주 큰 위로가 되었습니다. 이것이 저에게 정말 큰 도움이었다는 것을 나중에야 알았죠. 요즘도 그런 생각을 자주 합니다. 또 다른 경찰관은 제게 어깨동무를 하면서 이렇게 말했습니다. "먼저 내 차로 가서 피를 좀 닦아내자." 그래서 그렇게 했습니다.

구조대의 SOS

경위님과 함께 차에 타고 있으니 보호받고 있다는 기분이 들더군요. 경찰서로 가면서 심장이 다시 천천히 뛰는 것이 느껴졌습니다. 차를 타고 가는 내내 경위님은 계속 저와 대화를 해주었습니다. 무엇이든 필요한 것이 생기면 자기한테 말만 하라고 하시더군요. 경찰서에 도착해서도 경위님은 락커룸까지 저와 함께 걸어갔습니다. 그리고 시간이 되는 동안에는 계속 저와 함께 있어주었죠. 심지어는 제 아내에게 전화해서 제가 괜찮다고 알려주기도 했습니다. 경찰서의 다른 상사들 역시 처음부터 우리를 위해 대기하고 있었습니다.

이 사건 때문에 우리 경찰서는 범죄 수사와 행정 수사로 몇 달 동안 벅찬 일거리가 이어질 상황이었지만 사람들은 우리의 정신건강을 염두에 두고 있었고, 사건에 연루된 사람들을 확실하게 보살필 생각부터 하고 있음이 분명했습니다. 사람들이 우리를 그저 경찰관이 아니라 감정을 가진 사람으로 바라보고 보살피고 있음을 아는 것만으로도 심리적인 회복 과정에서 아주 큰 차이가 생겼습니다.

파트너와 제가 락커룸에 도착하고 곧 또 다른 경위님이 와서 우리 권총을 달라고 했습니다. 그러고는 그 자리에서 우리에게 새 권총을 지급해줬습니다. 이것이 절차의 일부라는 것을 저도 알고 있었죠. 나중에 우리 모두 개별적으로 권총대를 차고 사진을 찍었습니다. 제 파트너와 저는 큰 회의실에 함께 남아 있어도 좋다고 허락을 받았습니다. 아주 감사한 일이었죠. 우리는 공동 변호사와 개인적으로 면담을 진행 중이었거든요. 이 과정을 진행하는 동안 제 파트너 경찰인 동생과 함께 있어도 좋다고 허락받은 것이 또 다른 큰 위로와 안도가 되어주었습니다. 총격에 대한 대화만 나누지 않으면 둘이 함께 있어도 좋다고 했습니다. 경찰서장님은 벌써 우리 경찰조합의 조합장에게 전화해서 이리로 와 우리를 돕고 조언을 좀 해주라고 말해놓았더군요. 몇몇 동료지원팀 팀원들도 도착해서 우리와 함께 있어주었습니다. 이들은 뭐 필요한 것은 없는지 계속 묻고, 우리 가족과 연락하고, 물이나 커피 같은 것도 갖다 주었습니다. 한밤중에도 필요한 것이 있으면 어떤 식으로든 도움을 주더군요. 이것 역시 큰 위안이 되었습니다.

아주 배가 고팠던 기억이 나네요. 그런데 그때 경감님이 햄버거 봉지를 들고 방으로 들어왔습니다. 그때 제가 딱 먹고 싶었던 것이 그것이었거든요. 뭐 먹고 싶다는 말도 한 적이 없었는데, 그날 제 인생에서 먹었던 것 중 제일 맛있는 햄버거를 먹었습니다! 우리 경찰서는 이런 식으로 우리를 보살펴주었습니다.

햄버거를 먹고 얼마 지나지 않아 수사를 총괄하는 경위님이 회의실로 들어왔습니다. 경위님도 우리 경찰서 정신건강증진 프로그램을 초창기에 담당하셨던 분이죠. 경위님은 제일 먼저 우리가 괜찮은지, 뭐 필요한 것은 없는지 물었습니다. 그러고 나서 수사가 어떤 식으로 결론 나든 간에 모든 것이 잘 풀릴 것이라고 얘기하더군요. 우리는 모두 한 가족이고 보살핌과 지원을 받게 되리라고 말이죠. 그 다음에는 우리에게 범죄 수사와 행정 수사의 과정을 전체적으로 설명했습니다. 우리는 일단 3일간 공무 휴가를 받게 될 것이고, 그 다음에는 경찰서 소속 심리치료사로부터 우리가 다시 업무에 복귀해도 좋다는 승인이 나거나 스스로 복귀해도 좋을 것 같다고 느낄 때까지 계속 휴가 상태로 있게 된다고 했습니다. 경위님은 수사를 단계별로 설명하고 우리가 묻는 질문에 모두 대답해주었습니다. 앞으로 있을 일을 설명해줄 누군가가 있다는 사실만으로도 마음이 정말 편해지더군요.

경위님은 그날 밤에는 아무도 면담을 하지 않을 거라고 했습니다. 우리 중에는 그날 바로 면담을 해서 마무리 짓고 싶어 하는 사람도 있었습니다. 숨길 것이 없었기 때문이죠. 하지만 경위님은 위기 상황에 대한 면담은 그날이나 그 다음 날에는 절대로 하지 않는다고 고집을 부렸습니다. 우리에게 도움이 되지 않는다면서 말이죠. 경위님 말로는 우리가 세부적인 것들을 많이 까먹고 있다가 며칠 지나고 나서야 다시 기억이 날 거라고 했습니다. 경위님은 모두들 딱 한 번의 면담으로 끝낼 수 있기를 바랐고, 그 면담으로 최대한 구체적인 정보를 얻을 수 있기를 바랐습니다. 이것이 우리에게 가장 좋은 절차였음은 나중에야 깨닫게 되었죠.

한참 후에 알게 된 사실인데, 그날 밤 지휘부가 현장에서 바로 논의해서 시신을 가리는 바리케이드를 설치하기로 결정했더군요. 우리가 그날 밤 현장으로 돌아왔을 때 시신이 보이지 않게 하려는 것이었습니다. 초동수사의 일환으로 우리가 현장에서 공공 안전 문제와 관련해서 기초적인 사건 개요를 설명해야 한다는 것을 알았던 것이죠. 이를테면 총을 발포할 당시의 사람들 위치 같은 것들입니다. 동료 경찰관들이 내가 다시 현장으로 돌아왔을 때 죽은 사람의 시신을 다시 볼 필요 없게 만들어주었다는 사실은 경찰서에서 우리를 위해 보여준 배려 중에서도 가장 큰 것이었습니다.

그것이 정당한 발포였다는 것은 알고 있었습니다. 하지만 그래도 한 사람의 목숨을 앗은 것이기 때문에 당연히 제 머릿속에는 수없이 많은 생각들이 스쳐 지나갔죠. 혹시 정당한 발포로 인정되지 못하면 어쩌나, 직장을 잃고 소송당하면 어쩌나, 아니면 생각하기도 싫은 일이지만 기소되면 어쩌나 하는 생각들이요. 이 발포 사건 때문에 예전에 있었던 사고도 다시 떠올랐습니다. 제 파트너와 제가 거의 총에 맞아 죽을 뻔했던 사건이었죠. 하지만 제가 어떤 생각을 하고 있었던 간에 경찰서에서 그때까지 취해준 조치들은 제 마음을 차분하게 가라앉혀 주었습니다.

그냥 집에 가서 아내를 보고 싶다는 생각만 계속 났던 것이 기억납니다. 언제 집에 보내줄지 알 수 없는데 아내가 보고 싶어 미치겠더군요. 두 시간 정도가 흐른 후에 경찰서에서 우리를 집에 보내줬습니다. 그리고 3일 후에 다시 와서 면담을 진행하라고 하더군요. 경찰서에서는 우리가 사랑하는 사람과 함께 시간을 보내면서 휴식을 취하게 하고 싶어 했습니다. 이 결정이 저에게는 정말 믿기 어려울 정도로 의미가 깊은 것이었다고 말하고 싶군요. 말로는 표현 못 합니다.

집으로 돌아갔더니 아내가 정문에 서서 저를 기다리고 있더군요. 안으로 걸어 들어가서 아내를 안았는데, 그 시간이 마치 몇 시간처럼 느껴졌습니다. 아내를 놔주고 싶지 않았습니다. 저는 무슨 일이 일어났는지 얘기하지 않았고, 아내도 저를 재촉하지 않았습니다. 아내는 제가 무사하다는 것만 확인하고 싶어 했어요. 아내는 제가 괜찮다는 것을 아는 것으로 충분했습니다. 당시만 해도 저는 이 발포 사건이 우리 결혼 생활을 짓누르고, 때때로 우리를 싸우게 만들고, 우리 사이를 불편하게 만들 줄은 몰랐습니다. 삶에 관한 저의 관점이 이 사건으로 인해 영원히 바뀌게 되리라는 것을 몰랐죠. 어떻게 해야 기분이 더 나아질지도 몰랐습니다. 제가 모르는데 아내는 어떻게 알 수 있었겠습니까?

　저는 아내를 재우고서야 샤워를 할 수 있었습니다. 손에 묻은 피를 닦아낸 지 오래 되었는데도 손에는 끈적한 느낌이 계속 남아 있었습니다. 욕실에 들어섰는데 결혼반지에 박힌 작은 다이아몬드 세 개에 여전히 용의자의 피가 남아 있더군요. 저는 그 자리에서 바로 반지를 박박 문질러 닦기 시작했습니다. 손의 피부가 벗겨질 듯이 박박 문질렀습니다. 제 손에서 피가 보이기 시작하더군요. 그런데 아무리 문질러도 계속 손에서 피가 씻겨 나와 수채 구멍으로 들어가는 것이 보이는 겁니다. 더 이상 피가 남아 있을 리 없다는 것을 알고 있는데도 말이죠. 머릿속에서는 제가 서 있는 욕조의 물이 고인 피처럼 보였습니다.

　그 순간 저는 완전히 무너지고 말았습니다. 제게 일어난 일을 도무지 믿을 수 없었습니다. 저는 15분 정도 울었습니다. 그동안 제 손에는 있지도 않은 피가 계속 보였죠. 내가 미쳐가고 있는 것일까? 그런 모습을 아내에게 보이고 싶지 않았습니다. 너무 놀랄 것 같아서요. 그래서 고통을 안으로 삭이고 억누르면서 욕실에서 나왔죠. 물기를 닦은 후에 침실로 들어갔습니다. 그랬더니 그날 밤 처음으로 아내가 무슨 일이 있었는지 말해달라고 하더군요. 나는 그 일에 대해서는 얘기하고 싶지 않으니 그냥 넘어가자고 했죠. 우리는 그렇게 잠이 들었지만, 그때 우리 삶에 일어났던 일을 극복하기까지는 아주 오랜 시간이 걸렸습니다. 생사가 걸린 상황에 놓여 누군가의 목숨을 앗아갔을 때의 정신적 외상은 아무리 정당한 일이었다고 해도 인생을 송두리째 바꾸어놓을 아주 중대한 경험입니다.

다음 날 경찰서에서 전화가 왔습니다. 정책상 임무로 복귀하기 전에 경찰서 소속 심리치료사를 만나보아야 한다더군요. 그래서 의사와 만날 날짜를 잡았지만, 사실 의사를 만나고 싶은 마음이 별로 없었습니다. 그때 일어났던 일에 대해 정말 얘기하고 싶지 않았거든요. 생판 얼굴도 모르는 사람에게 어떻게 그런 얘기를 하겠습니까? 내 감정은 내가 잘 추스를 수 있을 거라는 생각이 들었지만, 그래도 심리치료사를 향해 간신히 열린 마음을 유지할 수 있었습니다. 적어도 어느 정도까지는 말이죠.

발포 사건 이틀 후에 심리치료사와 만났습니다. 그때 저는 올바른 관점에서 그 사건을 바라보고, 모든 상황을 이해하려 노력하면서 정말 모든 부분에서 어려운 시간을 보내고 있었습니다. 불과 이틀 만에 제 가정생활은 이미 영향을 받고 있었습니다. 저는 일어났던 일을 심리치료사에게 말했고, 우리는 약 45분에 걸쳐 대화를 나누었습니다. 그날의 상담을 마치고 나니 심리치료사가 일주일 후에 다시 만나서 대화를 계속해야겠다고 하더군요. 다시 올 때는 제 아내도 같이 오라고 했습니다. 그래서 다음 약속에는 아내와 함께 갔죠.

심리치료사와의 두 번째 만남 후에 저와 제 아내는 오히려 만나러 가기 전보다 의문이 더 많아졌습니다. 이유야 어쨌든 간에 저는 그 사람과 대화를 나누는 게 편하지 않았고, 혹시 심리치료사를 바꿀 수는 없을까 궁금했죠. 그때는 업무 복귀는 엄두도 못 낼 일이고, 좀 더 편하게 얘기할 수 있는 심리치료사를 찾아봐야겠다는 생각밖에 할 수 없었습니다.

다음 날 저는 경찰서의 다른 경찰관으로부터 전화를 받았습니다.

그녀는 제 친한 친구였고, 경찰서 동료지원팀에서 일하고 있었죠. 그녀가 처음 물어본 것은 의사와 만나보니 어땠느냐는 것이었습니다. 제가 자초지종을 이야기하니 그녀가 바로 이렇게 말하더군요. "바로 다시 전화할게요!" 전화를 끊고 얼마 지나지 않아 발포 사건이 있었던 날 밤에 우리와 이야기했던 바로 그 경위님으로부터 전화가 왔습니다. 제가 자초지종을 모두 설명하니 이렇게 답하더군요. "그 부분은 우리 선에서 처리하도록 하지. 그럼 바로 다시 전화주겠네." 이미 경찰서에서 저를 얼마나 많이 보살피고 지원했는지 보아온 터였기 때문에 그 말을 듣고 안심이 되더군요. 경위님이 나를 도우려고 애쓸 것이라 믿을 수 있었거든요. 그리고 바로 경감님으로부터 전화가 왔습니다. 경감님 말이 인사부에서 다른 심리치료사를 알아보고 있으니 첫 번째 의사와 있었던 일에 대해서는 염려할 필요 없다고 하더군요. 저와 제 가족을 보살피는 일이 제일 중요하니 준비가 될 때까지는 업무 복귀에 대해 걱정하지 말라고 했습니다.

사실 업무 복귀를 하지 않는 것에 대해 죄책감을 느끼기 시작하고 있었습니다. 존경할 만한 심리치료사와 대화를 나눌 필요가 있음을 받아들이는 것도 제게는 정말이지 힘든 일이었습니다. 빨리 일터로 돌아갈 필요성을 느끼고는 있었지만, 이번 일을 반드시 매듭지을 필요가 있다는 것을 알고 있었습니다. 총격 사고의 여파가 벌써부터 신체적·정신적으로 저를 무너뜨리고 있었고, 결혼 생활마저 영향을 받고 있었으니까요. 눈을 돌리는 곳마다 피가 보였습니다. 심지어는 식사를 할 때도요. 밖에 나가고 싶지 않았고, 누구와도 어울리고 싶지 않았습니다. 무언가를 하지 않으면 인생이 끝장날 수도 있겠다 싶었습니다. 다행히 우리 경찰서가 취한 행동은 제가 그런 결정을 내리는 데 큰 도움이 되었습니다.

같은 날에 인사과에서 연락이 와서 그날 오후에 다른 의사와 약속을 잡아주었습니다. 다시 경찰서가 나서서 자체적으로 일을 진행한 것이었죠. 이렇게 즉각적으로 조치가 취해진다는 것이 놀라웠고, 이것은 제게 즉각적인 진정 효과를 주었습니다. 그렇게 해서 두 번째 의사를 만났는데, 이 사람은 제가 꼭 하고 싶었던 말을 꼼꼼히 들어주더군요. 저는 치료에 필요한 도움을 얻었고, 그보다 1년 전에 거의 총격이 일어날 뻔했던 사고에 대해서도 이야기를 꺼낼 수 있었습니다. 이 의사와는 몇 번 더 만나서 상담을 해야 했지만, 그것이 제게는 최고의 명약이었습니다.

경찰서에서는 계속 제게 전화해서 어떤지 물었습니다. 심지어 아내한테도 안부 전화를 하고 도와줄 것이 없는지 물었죠. 처음에는 동료지원팀 팀원들이 매일 전화했고, 어떨 때는 하루에 두 번 이상 전화하기도 했습니다. 그저 잘 있는지, 필요한 것은 없는지 확인하려는 것이었죠. 그들은 언제나 저와 제 가족의 곁을 지켜주는 듯싶었습니다. 동료지원팀의 도움과 가족과 친구들의 도움이 함께 어우러진 덕분에 저는 약 한 달 반 후에 건강한 몸과 마음으로 업무에 복귀할 수 있었습니다.

발포 사건 일주일 후에 동료지원팀에서는 경찰서 소속 심리치료사 담당하에 위기 상황 스트레스 관리 수행 보고 프로그램을 열었습니다. 이 절차는 지령요원을 포함해서 사건에 연루된 모든 사람이 의무적으로 참석해야 하는 수행 보고 프로그램이었죠. 우리 경찰서에서는 이웃 경찰서 경찰관 두 사람도 함께 참석시켰습니다. 여러 건의 발포 사건에 연루되었던 사람들이었죠. 연루된 사람 모두 참석은 의무였지만, 대화 참여는 의무가 아니었습니다. 이 수행 보고 프로그램은 일어났던 일을 심리적으로 처리하고 치유하는 데 대단히 중요한 것이었습니다. 특히 이웃 경찰서 경찰관의 이야기를 들어볼 수 있었던 것이 큰 도움이 됐습니다.

우리가 수행 보고 프로그램을 진행하는 동안 또 다른 경찰서 소속 심리치료사가 동료지원팀 팀원들과 함께 연루 경찰들의 아내들을 데리고 따로 수행 보고 프로그램을 진행했습니다. 이것 덕분에 우리 배우자들도 발포 사건의 영향에 대해 나름의 토론을 해서 어떻게 하면 자기의 배우자들을 가장 효과적으로 지원할 수 있는지 훈련을 받을 수 있었죠. 배우자들을 대상으로 하는 수행 보고 프로그램은 정신건강증진 프로그램에서 혁신적이고 새로운 개념이었습니다. 이것은 전체적인 성공에서 대단히 중요한 부분을 차지했습니다.

우리 경찰서가 취한 행동들 덕분에 제가 구원받을 수 있었다고 자신 있게 얘기할 수 있습니다. 그 이후로 저는 특수기동대의 일원이 되었고, 현장 훈련 담당 교관이자 동료지원팀의 팀원이 되었습니다. 더 중요한 점은 저를 보살피려는 경찰서의 노력 덕분에 제 결혼 생활도 구원받았다는 것이죠. 그리고 제 목숨까지 건질 수 있었다고 감히 말할 수 있습니다. 우리 경찰서는 내가 얼마나 소중한 존재이고, 내 정신건강에 얼마나 신경 쓰고 있는지 여러 경로를 통해 보여주었습니다. 제가 필요한 도움을 받을 수 있게 단계별로 조치를 취해준 수많은 동료 경찰들이 없었더라면 저는 어둠의 나락으로 빠져들어 결국 스스로 파괴되고 말았을 겁니다. 제가 자살을 선택했으리라 장담할 수는 없지만 그랬을 가능성이 다분합니다. 어떤 경우이든 간에 결국에는 끔찍한 결과로 이어졌을 겁니다.

발포 사건에 연루되었던 제 파트너들 모두 업무로 복귀해서 잘 지내고 있습니다. 이 사건에 대해 글을 써달라는 요청을 받았을 때 저는 생각해보고 말고 할 것도 없이 그러겠다고 했습니다. 저는 이제 인생을 완전히 다른 관점에서 바라보게 되었고, 동료들에게 언제라도 우리가 곁을 지키고 있다는 사실을 알려줄 의무가 있다고 믿고 있습니다. 모든 최초대처자 기관에서는 정신건강증진 프로그램을 반드시 마련해야 합니다. 제가 그 가치를 말해주는 살아 있는 증거죠.

제가 이 일을 처음 시작할 때 제 훈련 교관이 이렇게 말했습니다. 항상 가족, 친구들과 대화해야 한다고. 안 그러면 이 일에 산 채로 잡아먹히고 만다고 말이죠. 최초대처자인 우리들은 업무 과정에서 다른 사람들은 목격할 필요가 없는 것들을 보고 듣게 됩니다. 이제 자기 혼자만 꾹꾹 참고 넘어가는 일은 없어야 합니다. 이런 각도에서 바라보면 어떨까 싶습니다. 만약 아내나 남편, 형제, 아들, 딸이 아프면 당신은 그들을 돌볼 겁니다. 우리가 최초대처자로서 어떤 제복을 입고, 어떤 배지를 착용하고, 어떤 역할을 담당한다고 해도 결국 우리 모두는 한 가족입니다. 우리는 가족처럼 항상 서로를 보살펴야 하고, 정서적으로 살아남아 건강할 수만 있다면 할 수 있는 일은 무엇이든 해야 합니다. 우리는 자신의 직장, 결혼 생활, 목숨을 구원할 수 있습니다. 우리가 스스로를, 그리고 서로를 돌볼 수 있는 긍정적인 방법들이 아주 많이 마련되어 있으니까요.

구조대의 SOS

최근 소식

팀 퍼디 경관과 그의 아내 엘리자베스는 충격 사고 이후로 많은 어려움을 겪었지만, 그의 설명대로 두 사람은 이런 어려움을 극복하기 위해 노력했다. 그러다 2년 후 정말 어려운 상황이 닥쳤다. 팀 경관이 임무 수행 중에 오토바이 충돌 사고를 당한 것이다. 동료지원팀 담당자가 그 사실을 아내에게 알렸고, 아내는 병원에서 팀 경관을 만났다. 이 사고로 인해 엘리자베스가 기존에 품고 있던 정서적 고통, 두려움, 불안이 한꺼번에 표면으로 올라왔다. 심지어 총격 사고 때보다 이번이 훨씬 격렬했다.

팀과 엘리자베스는 결혼 생활에 심각한 문제가 발생하기 시작했다. 대화도 줄고, 설사 대화를 할 때도 여전히 마음의 벽이 가로막고 있거나 말싸움으로 번지는 경우가 많았다. 그에 대한 반응으로 팀은 점점 아내와 더 거리를 두게 되고, 정서적으로도 위축되어 갔다. 엘리자베스는 자신들의 문제에 대해 이야기하고, 자기 마음속에 담고 있는 이야기를 나누고 싶어 그에게 다가서려고 노력했지만, 그때마다 팀이 쌓아놓은 벽에 번번이 가로막히고 말았다. 팀은 자신이 겪은 위기 상황 때문에 부인이 어떤 영향을 받고 있는지, 그녀가 결혼 생활과 자신의 삶에서 마주한 정신적 외상에 대처하려 애쓰는 동안 어떤 일을 겪고 있는지 깨닫지 못하고 있었다. 하지만 결국 팀은 자신의 경찰 업무가 자기 아내의 정서적 건강에 심각한 영향을 미치고, 평화와 안전의 느낌을 해치고 있음을 깨달았다.

팀보다는 오히려 엘리자베스가 이런 사건에 대처하기가 훨씬 더 힘들다는 사실을 두 사람 모두 인정해야 했다. 팀은 직장 생활을 통해 스스로를 지키고 싸울 수 있었고, 다른 사람에게 도움을 구할 수 있었다. 하지만 엘리자베스는 의지할 사람이 얼마 없었다. 그녀가 마음속에서 느끼는 것들을 이해해줄 사람이 없었기 때문이다. 너무나 두렵고, 불안하고, 무기력한 느낌이 누그러질 줄 몰랐다. 혼자서 버티고 감당하기가 점점 더 힘들어졌지만, 그렇다고 팀을 걱정시키고 싶지는 않았다. 이런 감정들이 그녀와 두 사람의 결혼 생활을 피폐하게 만들기 시작했고, 그에 대해 팀은 전혀 도움이 되지 않는 방식으로 반응하고 말았다.

팀과 엘리자베스는 매일 함께 산책을 시작했는데 이것이 큰 도움이 됐다. 전에는 함께 산책해본 적이 없었다. 두 사람은 산책하며 대화하는 동안에는 아예 전화기를 꺼놓았다. 이 대화는 두 사람이 나누어본 것 중 가장 의미 있고 도움이 되는 대화였다. 대화를 통해 팀은 자기 아내를 더 잘 이해하게 되었고, 그녀는 자기 마음속에서 일어나는 일들을 겉으로 표현할 수 있었다.

일단 산책하는 습관을 들이고 나니 팀은 신체 활동이 늘어났고, 이것도 아주 큰 도움이 되었다. 엘리자베스도 하이킹과 조깅을 시작했다. 전에는 이런 활동을 한 번도 해본 적이 없었다. 엘리자베스의 신체 활동이 늘어난 것도 그녀가 스트레스에 대처하는 데 아주 큰 도움이 됐다.

엘리자베스는 강력한 가족 지원 네트워크도 일구었다. 그녀는 이 네트워크를 통해 매일 대화를 나누고 든든한 뒷받침도 얻을 수 있었다. 팀과 아내는 경찰서 심리치료사를 만나기 시작했는데 이 또한 대단히 긍정적으로 작용했다. 엘리자베스는 EMDR을 통해 두려움과 스트레스를 치료받았고, 덕분에 기분이 훨씬 나아졌다.

팀 퍼디 경관은 원래 방식으로 억지로 되돌아가려 하기보다 새로운 생활 방식에 맞춰서 살아가려고 함께 노력했다. 위기 상황을 겪고 나면 많은 일들이 예전과 달라진다. 당신과 당신의 배우자는 정신적 외상을 극복하고 인간관계와 삶에서 긍정적인 방식으로 앞으로 나아갈 수 있는 길을 찾아낼 수 있다. 하지만 두 사람이 세상을 바라보는 눈, 일에 대응하는 방식은 그 전과 달라질 것이다. 이런 사실을 받아들이는 것이 중요하다. 이런 받아들임이 치유에도 도움이 될 것이다.

결론

최초대처자로서의 길은 타인의 삶을 보호하기 위한 자기희생과 이타적 헌신의 길이다. 이런 고귀한 길을 걷다 보면 필연적으로 자신의 영혼은 끊임없는 공격에 노출될 수밖에 없다. 사악한 행동과 맞서 싸우며 한편으로는 당신이 어쩔 수 없이 희생시킨 사람 때문에 고통받지 않으려 노력하다 보면 하루하루가 정서적으로 살아남기 위한 투쟁이 되고 만다.

이 책이 전하려는 메시지는 희망과 약속의 메시지다. 이 직업은 어쩔 수 없이 업무에 희생되어 고통받을 수밖에 없는 직업이 아니다. 최초대처자는 희생자가 아니라 생존자이자 영혼의 전사다. 당신이 이 책에서 배운 정서적·영적 건강증진의 원칙들은 당신을 정서적으로 생존할 수 있게 할 뿐만 아니라 활력 넘치는 모습으로 경력을 쌓아나갈 수 있게 해줄 것이다. 영혼의 건강을 유지하는 일을 진지하게 받아들이고, 또 한편으로는 자신의 영혼을 보호하고 보살피고 지탱하기 위해 최선을 다해야 한다. 당신이 속한 지역사회를 보호하고, 자신의 개인적·직업적 삶의 질을 높이고, 가족의 행복을 일구고, 자기 영혼의 건강을 지키는 일 모두 거기에 달려 있다. 이것이 당신이 하는 일에 담겨 있는 명예다. 당신 자신, 그리고 그 옆에서 함께 봉사하고 있는 동료들을 더욱 잘 보살필 수 있도록 노력하자. 정서적 생존을 고양하기 위해 함께 노력함으로써 우리에게 삶과 건강을 의지하는 사람들을 보호하면서 자신의 건강도 함께 지켜나갈 수 있다.

감사의 말씀

내가 평생 감사해야 할 사람들이 누가 있나 하나하나 생각하다 보니 지금 우리의 모습, 그리고 우리가 지금까지 한 일의 대부분은 타인의 영향으로 빚어진 결과라는 사실을 깨닫게 되었다. 나의 가장 큰 바람이라면 내가 지금까지 받고 살았던 좋은 것들을 다른 사람들에게 다시 전달해서 그들의 치유를 돕고, 그들의 영혼을 풍요롭게 하고, 악에 맞서 선을 위해 싸우며 그들의 삶을 보호하는 것이다.

제일 먼저 나보다 앞서 이 길을 걸었던 모든 응급 최초대처자들에게 감사의 마음을 보낸다. 나는 내 생명을 그들의 희생과 이타적인 봉사 정신에 빚지고 있다. 라 메사 경찰서의 칼 워츠 경위에게는 평생 고마운 마음을 잊지 못할 것이다. 그의 친절하고 연민 어린 지도는 내가 이 일을 처음 시작할 때 법 집행관으로서의 나의 경력을 구원해주었다. 그리고 내 모든 경찰학교 교관, 상관, 멘토, 현장훈련 교관, 동료들에게도 감사한 마음이다. 그들은 나를 가르치기만 한 것이 아니라 영감도 불어넣어 주었다.

지금은 은퇴한 FBI 특수요원 사무엘 핌스터에게도 감사드린다.

그는 우리 영웅들의 정신, 육체, 영혼의 정서적 생존과 치유를 이끌어 내겠다는 나의 열정에 불을 지펴주었다.

내 저작권 대리인 클레어 제러스, 편집자 줄리 맥케런, 출판자인 뉴월드라이브러리의 조지아 휴즈에게도 감사드린다. 이들 모두 사람들에게 희망과 삶을 안겨줄 아이디어와 글에 생명력을 불어넣을 수 있도록 도와주었다.

영혼의 영원한 중요성과 가치를 내게 가르쳐준 플라워 뉴하우스 목사님과 스티븐 아이작 목사님께도 감사드린다. 이분들은 어린 소년이 자기 내면의 영혼을 키우고 보살피고 지탱할 수 있도록, 그리고 타인을 사랑하고 그들에게 봉사함으로써 의미 있는 삶을 살 수 있도록 영감을 불어넣어 주었다.

그리고 당연히 부모님께도 감사드린다. 특히 사랑하는 어머니에게 감사드린다. 부모님은 내게 이타적인 인생, 성실, 연민의 의미를 가르쳐주셨다. 내가 어렸을 때 잠자리에 들 때면 어머니는 역사적 위인들의 이야기들을 읽어주시고는 했다. 어머니는 늘 말씀하기를 삶은 신이 주신 소중한 선물이니 선한 일을 하고 타인을 위해 봉사함으로써 그 삶을 가치 있게 만들어야 할 근엄한 의무가 있다고 하셨다. 타인의 생명을 보호하는 경찰관이 되겠다는 나의 꿈에 영감을 불어넣어 주신 것도 어머니였다.

마지막으로 사모하는 아내 가브리엘에게 감사의 마음을 전한다. 그녀는 내 마음을 치유하고, 영혼을 위로하고, 내 영혼에 생명력을 불어넣어 주었다. 이 모든 삶의 축복을 누릴 수 있도록 내게 영감을 불어넣어 준 것은 그녀의 사랑, 인내, 그리고 친절이었다.

정신건강증진 프로그램 설문조사

정신건강증진 프로그램이 효과를 보고, 기관 전체 직원들의 동의와 흥미를
이끌어낼 수 있으려면 모든 직원의 의견을 귀 기울여 들어야 한다.
하지만 가장 효과적인 정신건강증진 계획안은 직접 현장에서 뛰는
직원들의 아이디어로부터 나온다. 정신건강 프로그램을 시작하려 하거나,
현재 진행되고 있는 정신건강증진 프로그램의 효과를 측정해보길 원하는
기관에서는 다음과 같은 익명 설문 조사를 이용할 수 있다.

1. 응급 최초대처자 생활을 한 지 얼마나 됐나요?
   A. 0–5년
   B. 6–10년
   C. 11–20년
   D. 20년 이상

2. 응급 최초대처자가 되길 원했던 이유는 무엇인가요?

3. 현재 업무가 그러한 목표를 충족시키고 있나요?
   □ 예   □ 아니오
   ('아니오'라고 답한 경우) 그 이유는 무엇인가요?

4. 업무가 당신과 당신의 인생관, 정서적 건강, 업무 외 인간관계에 부정적인 영향을 미친다고 생각하나요?
   □ 예   □ 아니오
   ('예'라고 답한 경우) 어떤 부정적인 영향을 미쳤나요?

5. 응급 최초대처자가 된 이후로 가족이나 가까운 누군가로부터 변했다는 이야기를 들은 적이 있나요?

   □ 예 □ 아니오

   ('예'라고 답한 경우) 어떻게 변했다고 들었나요?

6. 자신의 전반적 안녕에 부정적인 영향을 미치는 업무 관련 문제나 상황을 구체적으로 적어주세요.

7. 응급 최초대처자가 되기 전에는 정기적으로 즐기고 참여했지만, 그 이후로는 전처럼 즐기지 못하고 참여도 줄어든 습관이나 취미, 관심사가 있다면 구체적으로 적어주세요.

8. 업무에 관련된 문제나 그에 따른 스트레스를 해소하는 방법을 골라주세요.

    A. 없다

    B. 운동·단체 스포츠

    C. 휴가·비번

    D. 명상

    E. 종교 활동

    F. 취미 활동

    G. 술이나 약물 자가 처방

    H. 가족과 시간 보내기

    I. 상담

    J. 친구와의 대화

    K. 도박

    L. 문란한 성생활이나 다른 위험 행동

    M. 쇼핑

    N. 익스트림 스포츠나 다른 고위험 활동

    O. 기타 (구체적으로 적어주세요):

9. 당신이나 당신과 가까운 사람, 혹은 자신의 업무 수행 능력에 직접적으로 영향을
    미치는 것은 무엇인가요?

    A. 재정적 문제·파산·압류

    B. 이혼

    C. 골치 아픈 인간관계

    D. 우울증

    E. 자살 충동

    F. 술

    G. 처방 약품

    H. 분노

    I. 수면장애

    J. 가정 내 폭력

    K. 기관, 간부, 상관으로부터 오는 조직 생활의 스트레스

    L. 업무 중 위기 상황과 관련된 외상 후 스트레스 장애

    M. 기타 (구체적으로 적어주세요):

10. 당신이 속한 기관에서는 직원들에게 정서적 생존과 정신건강증진을 위한 훈련을
    얼마나 시키고 장려하나요?
    A. 전혀 하지 않는다
    B. 거의 하지 않는다
    C. 거의 하지 않지만 좀 더 해주었으면 한다
    D. 보통 수준
    E. 보통 수준이지만 좀 더 해주었으면 한다
    F. 많이 한다
    G. 많이 하지만 좀 더 해주었으면 한다
    H. 너무 많이 한다

---

11. 당신이 해보고 싶은 정서적 생존·정신건강증진 훈련이 있나요?
    □ 예 □ 아니오
    해보고 싶은 훈련이 있다면 목록으로 적어주세요.

참고 자료

_ 책 _

Blum, Lawrence. *Force under Pressure: How Cops Live and Why They Die*. Lantern Books, 2000.

DeCarvalho, Lorie, and Julia Whealin. *Healing Stress in Military Families—Eight Steps to Wellness*. Wiley, 2012.

Gilmartin, Kevin M. *Emotional Survival for Law Enforcement: A Guide for Officers and Their Families*. E-S Press, 2002. 길마틴은 미국 전역을 돌며 응급 최초대처자의 정서적 생존에 대한 강의를 하고 있다. 이메일 주소는 'ghakev@ aol.com'이다.

Grossman, David, and Loren Christensen. *On Combat: The Psychology of Deadly Conflict in War and Peace*. Warrior Science Publications, 2008. Also, Grossman, David, Michael Asken, and Loren Christensen. *The Warrior Mindset: Mental Toughness Skills for a Nation's Peacekeepers*. Human Factor Research Group, 2012. 데이비드 그로스먼 중령은 미국 전역에서 응급 최초대처자의 정신적 각오와 정서적 생존에 대해 강의하고 있다. 웹사이트 주소는 'www.killology.com'이고 이메일 주소는 'info@killology.com'이다.

Ingemann, Mira. "Nexus—Firefighter Wellness Program." Regent University Press, 2007.

Kirschman, Ellen. *I Love a Cop: What Police Families Need to Know*. Guilford Press, 2006.

Paris, Clarke. *My Life for Your Life*. Pain Behind the Badge, 2011. 저자는 미국 전역을 돌며 경찰관 자살에 대해 강의하고 있다. 웹사이트 주소는 'www.thepainbehindthebadge.com'이고, 이메일 주소 'training@thepainbehindthebadge.com'이다.

Shapiro, Francine. *Getting Past Your Past: Take Control of Your Life with Self-Help Techniques from EMDR Therapy*. Rodale, 2013.

Smith, Bobby. *Visions of Courage: The Bobby Smith Story*. Four Winds Publishing, 2000. 은퇴한 루이지애나 주 경찰관 보비 스미스는 《생존의지(The Will to Survive)》, 《마음속에 있는 이야기가 입으로 나온다(What's in Your Heart Comes out of Your Mouth)》의 저자이다. 그는 미국 전역에서 정서적 생존에 대해 강의한다. 웹사이트 주소는 'www.visionsofcourage.com'이고, 이메일 주소는 'bobbysmith@visionsofcourage.com'이다.

웹사이트 및 기타 자료

Code 9: Officer Needs Assistance. **www.youtube.com/watch?v=PapXcCACSwc** _경찰들의 외상 후 스트레스 장애를 보여주는 훌륭한 단편 다큐멘터리다.

CopsAlive, **www.copsalive.com**_ 이 사이트는 경찰관들과 경찰 기관들이 자신의 직장에서 성공적으로 살아남고 자신의 존재를 위협하는 위험에 대비할 수 있게 도와줄 정보와 전략을 제공하기 위해 '경찰관 생존 연구소(Law Enforcement Survival Institute)'에서 창립했다.

Counseling Team International, **www.thecounselingteam.com**_ 볼-펜로드 박사는 응급 최초대처자 정신적 외상 전문가이다. 이메일 주소는 'cteamnbohl@aol.com'이다.

National Fallen Firefighters Foundation, **www.firehero.org**_ 이 기관에서는 소방관들의 사망을 줄이기 위해 주요 기획에 착수했다.

First Responder Support Network, **www.WCPR2001.org**_ 이들의 사명은 최초대 처자와 그 가족들이 스트레스와 위기 상황에서 회복할 수 있도록 치료 프로그 램을 제공하는 것이다.

In Harm's Way: Law Enforcement Suicide Prevention, **policesuicide.spcollege. edu**_ 자살 예방에 대한 훈련 세미나와 워크숍을 제공한다. 웹사이트에서는 참 고 자료, 출력 가능한 교육 자료, 다양한 관점을 담은 글과 통계 등을 제공한 다. 아울러 경찰관 자살 문제의 규모와 원인, 해결책을 찾기 위한 최고의 접근 방법에 대해 독자들 스스로 결론을 내릴 수 있게 도와줄 다양한 의견들을 제 공한다. 세미나와 워크숍은 세인트 피터스버그 대학교(St. Petersburg College)에 있는 Florida Regional Community Policing Institute와 The United States Attorney's Office, Middle District of Florida, Survivors of Law Enforcement Suicides (SOLES) 등과 제휴하여 제공하고 있다.

International Association of Chiefs of Police, **www.theiacp.org/Preventing-law-Enforcement-officer-suicide**_ 국제경찰청장협회(The International Association of Chiefs of Police)와 미국 법무부(United States Department of Justice)가 제휴하여 미국 전역의 선도적인 경찰 기관들로부터 자살 예방 참고 자료들을 모아 편찬하고 있다. 이 사이트에서는 자살 예방 프로그램을 개발해서 시행하는 방법에 관한 정보, 안내 소책자, 포스터, 프로그램 개요 등을 제작하는 방법, 다양한 교육 자 료 샘플, 자살 예방·개입·기타 주제 등을 다루는 샘플 프레젠테이션, 그리고 경 찰관 자살 시 장례식 의전 샘플 등을 제공한다.

Law Enforcement Cancer Support Foundation, **www.lecsf.net**_ 경찰관 암 생존자 에 의해 운영되는 이 기관은 암 투병을 하고 있는 동료 경찰관들에 대한 지원과 보조를 제공한다.

National Police Suicide Foundation, **psf.org**_ 이 기관은 은퇴한 볼티모어 경찰관 로버트 더글러스에 의해 만들어졌다. 그는 미국 전역과 다른 나라들을 돌며 최 초대처자 자살에 대한 인식 고양과 자살 예방, 정서적 생존에 대해 강의를 하고 있다. 이메일 주소는 'redoug2001@aol.com'이다.

National Police Support Network, **www.policesupport.com**_ 이 웹사이트는 미국 전역에서 암으로 고통받고 있는 전·현직 경찰관들에게 참고 자료와 도움을 제 공한다.

National Suicide Prevention Lifeline, **www.suicidepreventionlifeline.org_** 이곳
에서는 외상 후 스트레스 장애를 비롯한 외상성 뇌 손상, 자살 예방, 기타 위기
대응에 대해 다룬다. 위기 상담, 자살 방지 개입 프로그램, 타인을 해치고 싶은
충동, 정신건강 의뢰 정보 등에 대해 매일 24시간 동안 무료로 재향군인 관리국
(Veterans Administration)의 전문가들과 상담할 수 있다.

Safe Call Now, **www.safecallnow.org_** 이 기관은 경찰관, 소방관, 기타 최초대처자
들은 물론, 교정 담당 직원, 민간 지원 인력, 그리고 그 가족 등을 비롯한 공공
안전 담당 고용자(public safety employee)들을 위한 비밀보장 상담 서비스이다.

Spirituality Adapted for Law Enforcement Training, **www.911salt.com_** FBI 감독
특수요원으로 FBI 행동과학부(Behavioral Science Unit)에서 근무했던 사무엘 핌
스터가 운영하는 웹사이트이다. 그는 법 집행 업무에 종사하는 사람들에게 가
해지는 정서적 해악에 대해 여러 해에 걸쳐 연구를 진행해왔다. 정서적 생존의
문제와 관련된 훈련에 관해서라면 어느 기관도 마다않고 시간을 내어 방문하고
있다.

구조대의 SOS

2016년 8월 12일 초판 1쇄 발행

지은이 댄 윌리스 • 옮긴이 김성훈
발행인 박상근(至弘) • 편집인 류지호 • 편집 김선경, 양동민, 이기선, 양민호
디자인 쿠담디자인 • 제작 김명환 • 홍보마케팅 허성국, 김대현, 박종욱 • 관리 윤애경
펴낸 곳 불광출판사 03150 서울시 종로구 우정국로 45-13, 3층
        대표전화 02) 420-3200 편집부 02) 420-3300 팩시밀리 02) 420-3400
        출판등록 1979. 10. 10.(제300-2009-130호)

ISBN 978-89-7479-323-4 (03510)

이 도서의 국립중앙도서관 출판예정도서목록(CIP)은
서지정보유통지원시스템 홈페이지(http://seoji.nl.go.kr)와
국가자료공동목록시스템(http://www.nl.go.kr/kolisnet)에서 이용하실 수 있습니다.
(CIP제어번호: 2016018666)